Umschreibung Essen und Trinken

Wie heißt die Speise oder das Getränk?

3. überarbeitete und erweiterte Auflage

Casilda Berlin

ISBN-13: 978-1984179555

Imprint: Nesterenko Verlag

Weitere Bücher von Casilda Berlin

Kurzgeschichten mit Happy End - Seniorenbeschäftigung
ISBN-13: 979-8852067180

LANDSCHAFTEN – zum Ausmalen und Relaxen
ISBN-13: 978-1530922925

Umschreibung Tiere – Wie heißt das gesuchte Tier?
ISBN-13: 978-1978395756

Umschreibung Blumen und Garten
ISBN-13: 978-1977997524

Umschreibung Alte Schätzchen
ISBN-13: 978-1979365628 50

Bilder, die leicht gelingen – ein Ausmalbuch für Senioren
ISBN-13: 978-1530264391

Blumen, die leicht gelingen – Ausmalbuch für Senioren
ISBN-13: 978-1541086999

MANDALAS die leicht gelingen - Malbuch für Senioren
ISBN-13: 978-1546636649

Viele weitere Bücher von Casilda Berlin finden Sie hier:
www.casilda-berlin.de

Wie heißt das gesuchte Wort?

Viele Senioren lösen gerne Rätsel, auch dann, wenn die grauen Zellen etwas nachgelassen haben. In der Seniorenbeschäftigung gehören Rätsel inzwischen zu den Klassikern.

Dieses Rätselbuch eignet sich für Einzel- und Gruppenmaßnahmen und wird mit einem Begleiter durchgeführt. So kann es auch für einen unterhaltsamen Nachmittag unter Freunden oder in der Familie, wo es um Seniorenbeschäftigung geht, zum Einsatz kommen.

Die Suche nach verschiedenen Begriffen ermöglicht eine verbesserte Lebenszufriedenheit für die Teilnehmer. Alle zu erratenden Speisen und Getränke sind Senioren bekannt wie zum Beispiel Sauerkraut, Bohnensuppe, Rollbraten, Apfelkuchen, Eierlikör und Mozartkugeln.

Teilnehmer, die das gesuchte Wort erraten, erleben freudige Erfolgserlebnisse. Diese können verstärkt werden, indem für jede richtige Lösung eine Kleinigkeit wie z. B. ein Schokoriegel oder ein Bonbon überreicht wird.

Das Buch wurde im Praxisalltag in der Seniorenbetreuung entwickelt, um die geistigen Fähigkeiten und die Kommunikation anzuregen. Die grauen Zellen werden dadurch spielerisch trainiert und auf Vordermann gebracht.

Die Rätsel-Anforderungen passen für die Pflegegrade 1 bis 3, in Einzelfällen auch für Pflegegrad 4.

So gelingt die Rätselrunde

Alle Teilnehmer beteiligen sich daran, herauszufinden, welches Wort gemeint ist.

Eine Person (z. B. Familienangehöriger, Partner, Gruppenleiter oder Begleiter) erklärt die Vorgehensweise:

Mehrere kurze Sätze geben Hinweise auf das gesuchte Wort.

Jeder Satz wird langsam und für alle Teilnehmer gut verständlich vorgelesen. Nach jedem Satz wird eine kleine Pause eingelegt und gefragt, ob es Vorschläge zu dem gesuchten Wort gibt.

Der erste Satz wird dann wiederholt, anschließend der zweite ergänzt.

Dann werden beide Sätze wiederholt und der dritte Satz ergänzt. Der Begleiter fragt erneut nach Ideen.

Nach und nach wird Satz für Satz vorgelesen, bis das gesuchte Wort gefunden ist.

Wenn die Teilnehmer keine Lösung finden, nennt der Begleiter am Ende den gesuchten Begriff.

Wird das Wort vorzeitig gefunden, werden die noch übrigen Sätze vorgelesen.

Anschließend geht es weiter mit der nächsten Seite.

Ich wünsche Ihnen viel Freude mit diesem Rätselbuch.

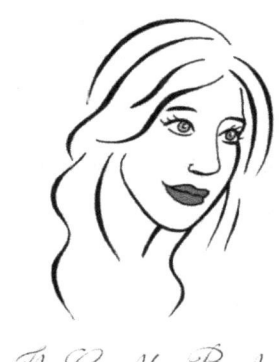

Ihre Casilda Berlin

1. Manch Hausfrau schreckt vor der Zubereitung dieser Köstlichkeit zurück, weil sie zeitaufwändig ist.

2. Pro Kilo Bratengewicht muss man mit einer Stunde Garzeit rechnen.

3. Gerne wird dieses edle Gericht mit Trockenpflaumen, Zwiebeln oder Äpfeln zubereitet.

4. Damit der leckere Braten in den Backofen passt, muss er zuvor etwas gestutzt werden.

5. Schon im Mittelalter wurde dieses besondere Essen an bestimmten Festtagen serviert.

6. Heute wird dieses kulinarische Festessen zu Sankt Martin oder Weihnachten verzehrt.

7. Beliebte Beilagen sind Klöße, Rotkohl und eine dickflüssige Soße aus dem Bratensud.

Antwort: Gänsebraten

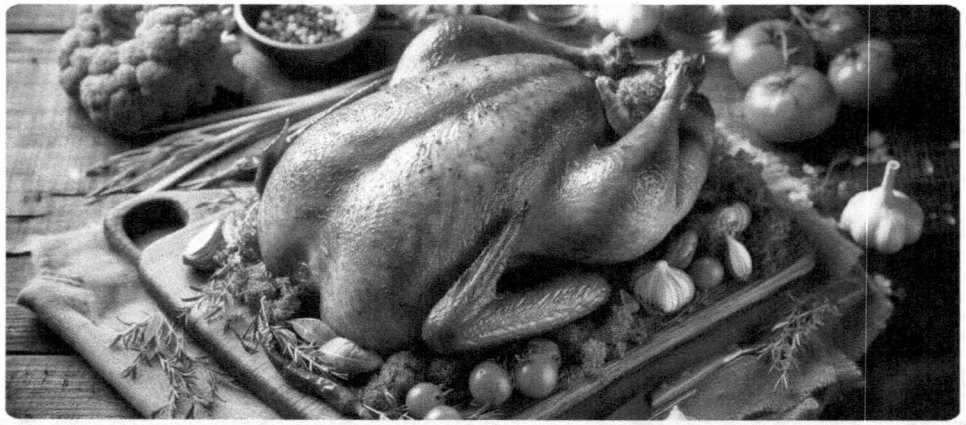

1. Die Meinungen zu diesem Lebensmittel gehen auseinander. Entweder man liebt es oder lehnt es ab.

2. Es besteht aus dem Wurzelextrakt des Echten Süßholzes.

3. Süßholz ist schon seit Jahrtausenden bekannt und wurde im Grab des berühmten ägyptischen Pharaos Tutenchamun als Grabbeigabe gefunden.

4. Holländer sind mit einem jährlichen Verzehr von 2 Kilo pro Person Weltmeister.

5. In einigen Regionen wird das gesuchte Lebensmittel auch „Bärendreck" genannt.

6. Typisch sind die schwarze Farbe und der süß-herbe Geschmack.

7. Es ist in vielen verschiedenen Variationen erhältlich, beispielsweise als Pastille, Konfekt, Taler, Stange oder Schnecke.

Antwort: Lakritz

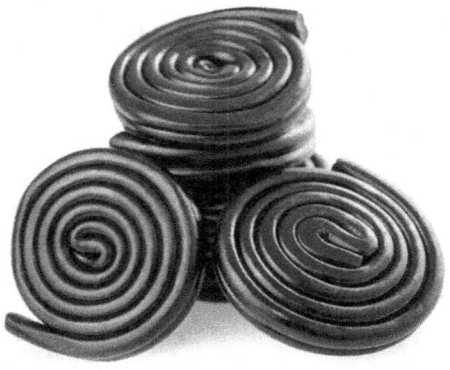

1. Gesucht wird ein beliebtes Getränk, das man heiß oder kalt trinken kann.

2. Man kann die für dieses Getränk benötigte Pflanze einfach selbst im Garten oder auf dem Balkon aufziehen.

3. Die Blätter der Pflanze enthalten das ätherische Öl Menthol.

4. Es wird häufig verwendet bei Erkältungen, Blähungen, Bauchschmerzen und Verdauungsbeschweren.

5. Die Zubereitung erfolgt durch ein paar getrocknete Blätter, die mit kochendem Wasser aufgebrüht werden. Anschliessend lässt man einige Minuten ziehen.

6. Alternativ zu den losen Blättern kann man einen Teebeutel verwenden.

7. Der Name dieser gesuchten Teesorte geht auf den scharfen, an Pfeffer erinnernden Geschmack der Blätter zurück.

Antwort: Pfefferminztee

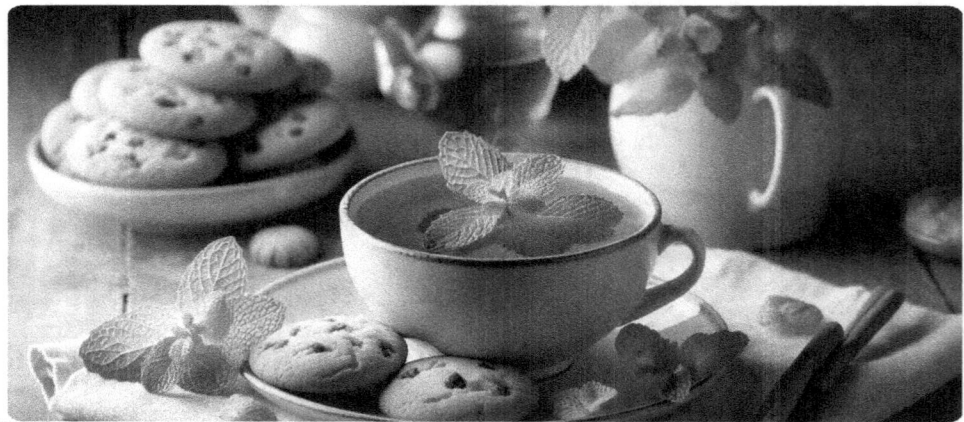

1. Gesucht wird eine Gemüsesorte mit entwässernder und blutreinigender Wirkung.

2. Das Gemüse ist sehr kalorienarm, denn es besteht zu 90 % aus Wasser.

3. Es enthält viel Purin und kann somit einen Gichtanfall auslösen.

4. Man kann zwischen weißen und grünen Sorten wählen.

5. Saison für dieses Gemüse ist von Anfang Mai bis zum 24. Juni.

6. Die Schnittenden sollten frisch und leicht wässrig sein.

7. Diese Gemüsesorte wird nicht geerntet, sondern von Hand gestochen, sobald der Kopf das Licht der Welt erblickt.

8. Mit einem speziellen Schälmesser werden die Stangen unterhalb des Kopfes geschält.

Antwort: Spargel

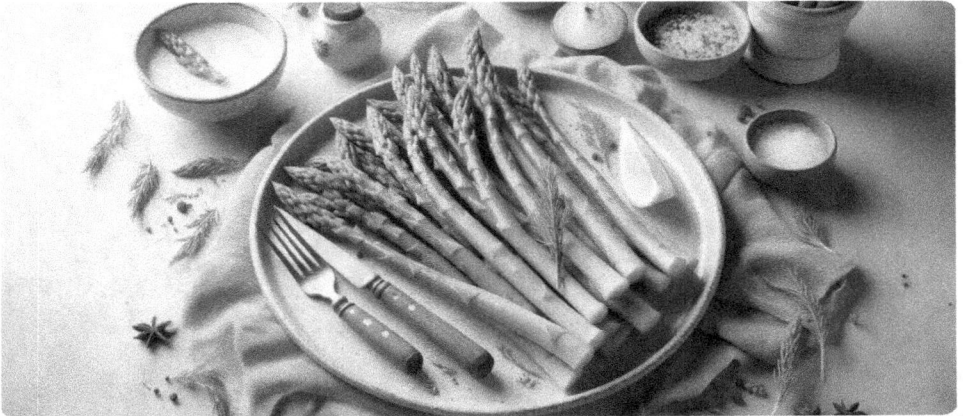

1. Gesucht wird ein Gericht, bei dem ein knuspriges Bratergebnis gewünscht wird.

2. Ursprünglich war es das Festessen der Arbeiter.

3. Es ist bekannt als ein einfaches und traditionelles Hausfrauengericht.

4. Aufgrund des hohen Kaloriengehalts wird es heute nicht mehr so oft wie früher gegessen.

5. Je nach Rezept werden Zwiebeln, Speck oder Bauchfleisch verwendet.

6. Es wird gerne mit Spiegelei oder Rührei kombiniert.

7. Man benötigt eine Pfanne, Fett, Salz und Kartoffeln.

8. Rohe oder vorgekochte Kartoffeln werden in Scheiben oder Würfel geschnitten und in einer Pfanne knusprig gebraten.

Antwort: Bratkartoffeln

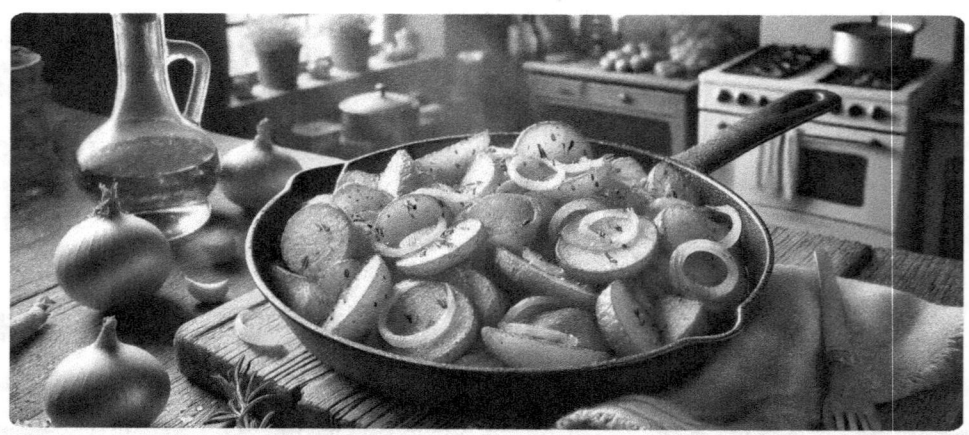

1. Dieses Lebensmittel wird mit einem lebenden Organismus zubereitet.

2. Die Grundlage bilden mikroskopisch kleine einzellige Pilze.

3. Es braucht eine warme und feuchte Umgebung, damit das Lebensmittel gelingt.

4. Für die Zubereitung benötigt man Mehl, Wasser und Hefe.

5. Je nach Geschmack werden weitere Zutaten wie Milch, Eier, Fett, Zucker oder Salz beigemengt.

6. Nach einer Weile bilden sich aufsteigende Blasen, und an der Oberfläche entsteht etwas Schaum.

7. Das Lebensmittel wird in Bayern und Österreich auch als Germteig bezeichnet.

8. Viele Brot- und Gebäcksorten sind ohne diesen Teig, der sich bei Wärme vergrößert, nicht möglich.

Antwort: Hefeteig

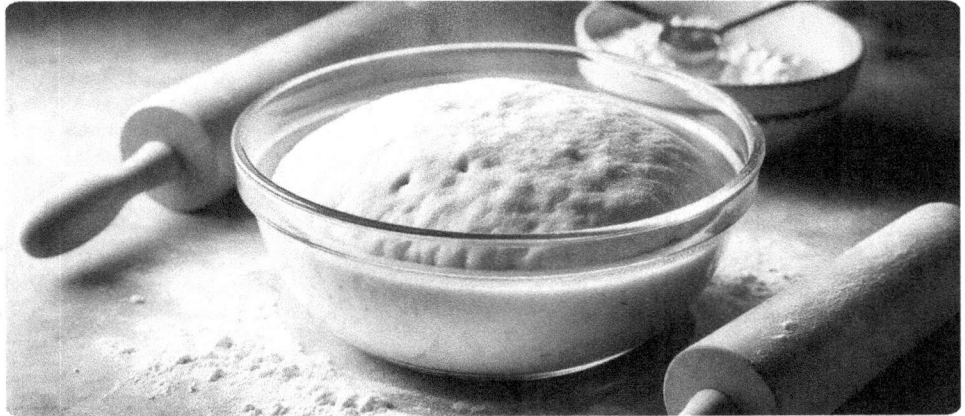

1. Dieses Gericht ist feuerrot und trägt je nach Zubereitung ein weißes oder grünes Häubchen.

2. Es ist kalorienarm und daher beliebt bei Personen, die abnehmen möchten.

3. Da man dieses Gericht nicht kauen muss, eignet es sich auch für Personen mit Zahnproblemen.

4. Gerne wird es mit Kräutern, Croûtons oder Crème fraîche verfeinert.

5. Im Supermarkt gibt es eine große Auswahl an Fertig-gerichten in Konservendosen oder Tüten.

6. Das gesuchte Gericht ist ein Klassiker unter den Suppen.

7. Zu den wichtigsten Zutaten gehören Tomaten, Tomaten-mark, Gemüsebrühe, Zwiebeln und Gewürze.

Antwort: Tomatensuppe

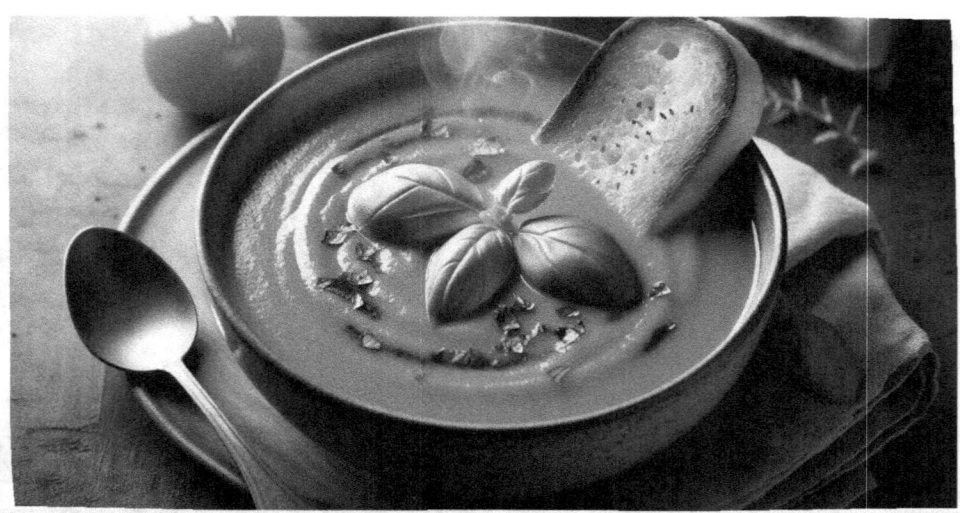

1. Der Ursprung dieser Speise wird im deutschen Kulturkreis vermutet.

2. Früher handelte es sich um eine einfache Abendmahlzeit.

3. Heute gehört diese Speise zum Angebot von Gaststätten mit typisch deutscher Küche.

4. Wenn`s schnell gehen muss oder das Geld knapp ist, greift man zu dieser herzhaften Mahlzeit.

5. Seit Generationen ist diese Speise auch als Proviant für unterwegs beliebt.

6. Meistens wird nicht nur Butter, sondern auch Aufschnitt, Käse oder Marmelade dazu gereicht.

7. Je nach Region wird auch die Bezeichnung Bemme, Knifte, Schnitte oder Stulle verwendet.

Antwort: Butterbrot

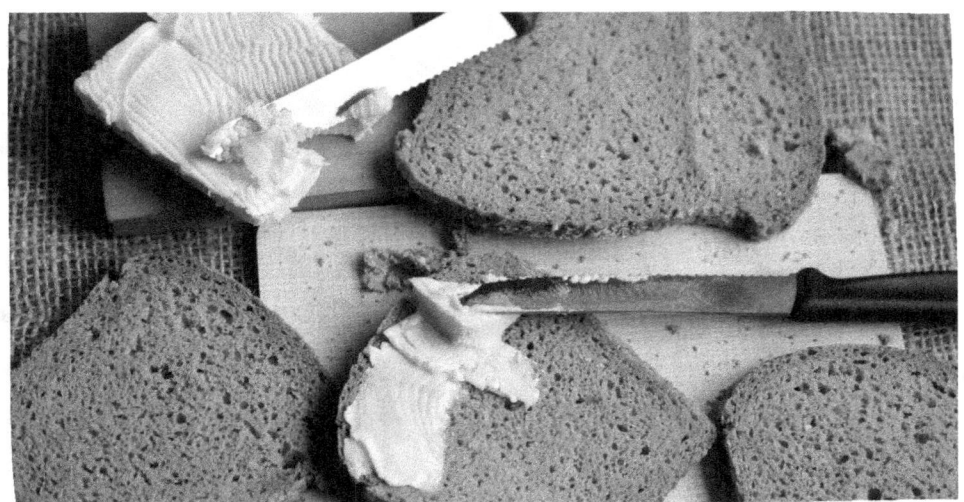

1. Gesucht wird ein nicht-vegetarisches Gericht.

2. Der Bauch ist meistens silbrig oder weißlich, der Rücken ist dunkel.

3. Je nach Art ist dieses Tier in Bächen, Seen, im Meer oder in Zuchtteichen anzutreffen.

4. Es trägt am ganzen Körper winzige Schuppen.

5. Die Gräten sind leicht zu entfernen, was diesen Speisefisch so beliebt macht.

6. Die gesuchte Fischart wird frisch, tiefgekühlt oder geräuchert angeboten.

7. Eine beliebte Zubereitungsart ist nach Müllerin-Art. Dazu wird der Fisch in Mehl gewendet und in Butterschmalz gebraten.

Antwort: Forelle

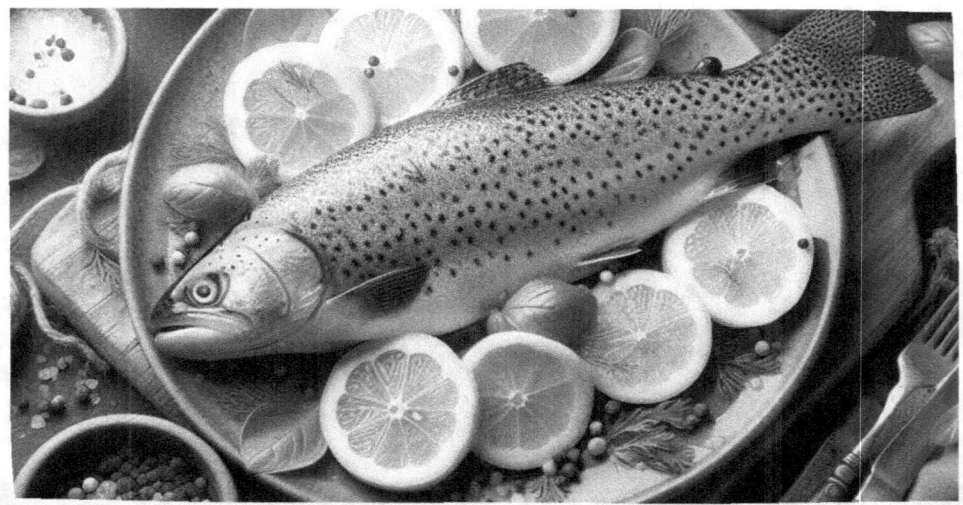

1. Gesucht wird etwas Kugelrundes.

2. Diese Leckerei wurde 1905 auf einer Ausstellung in Paris präsentiert, wo sie eine Goldmedaille erhielt.

3. Der Ursprung dieser Köstlichkeit liegt in Salzburg.

4. Noch heute wird in der Konditorei des Erfinders nach dem Originalrezept gearbeitet.

5. Jedes Einzelstück wird in bunte Stanniolfolie eingewickelt.

6. Pro Jahr werden fast 3 Millionen in Handarbeit hergestellt.

7. Diese beliebte Leckerei enthält Schokolade, Nougat, Marzipan und Pistazien.

8. Der Name dieser Kugel geht auf einen vor über 200 Jahren verstorbenen bekannten Komponisten zurück, der mit Vornamen Wolfgang Amadeus hieß.

Antwort: Mozartkugel

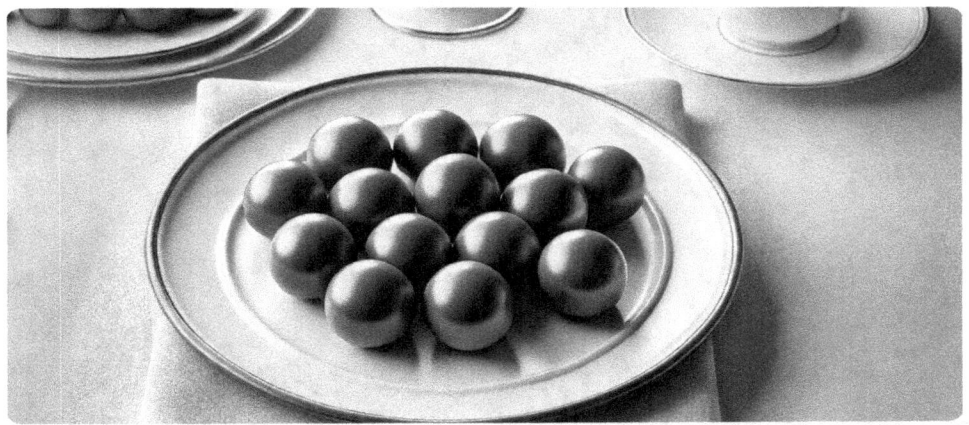

1. Bei diesem Lebensmittel gehen die Meinungen auseinander. Die einen lieben es, die anderen mögen es überhaupt nicht.

2. In England wird es häufig zum Frühstück verzehrt.

3. Man kann es in Scheiben schneiden, braten, grillen oder frittieren.

4. In Köln wird es Flönz genannt und mit Zwiebelringen zubereitet.

5. Es enthält frisches Schweineblut, Schwarte, Speck und Gewürze.

6. Gesucht wird die älteste Wurstsorte der Menschheit.

7. Diese Wurst wird auch als Schwarzwurst oder Rotwurst bezeichnet.

Antwort: Blutwurst

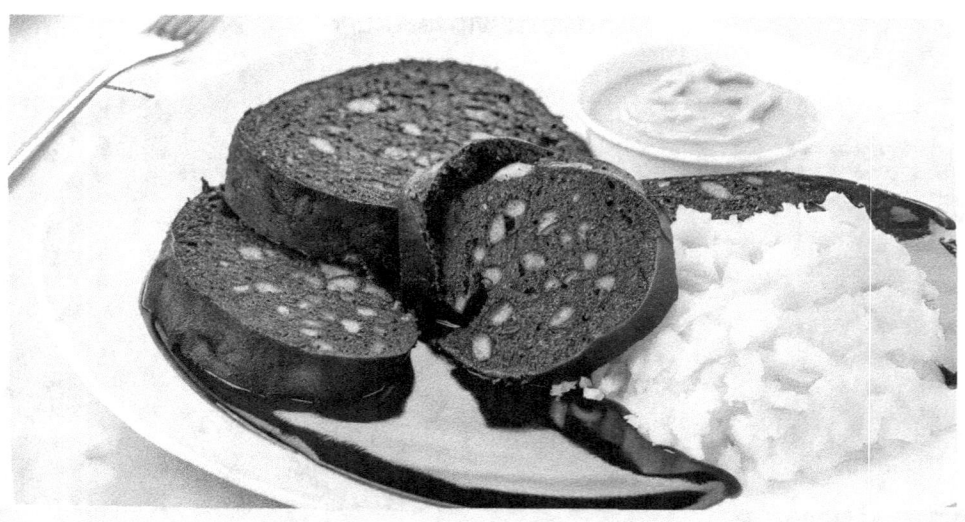

1. Diese beliebte Leckerei ist süß und fruchtig.

2. Hochsaison ist im Spätsommer und Herbst, aber diese Köstlichkeit wird auch ganzjährig gegessen.

3. Die Zubereitung ist in vielen verschiedenen Variationen möglich. Meistens wählt man eine gedeckte oder versunkene Variante.

4. Man hat die Wahl zwischen Mürbeteig, Rührteig, Hefeteig oder einem Quark-Öl-Teig.

5. Je nach Belieben wird alles mit Streuseln oder einer Teigschicht bedeckt.

6. Die wichtigsten Zutaten sind feste, säuerliche Äpfel.

7. Die gesuchte Leckerei ist ein beliebter Obstkuchen bei Jung und Alt, am liebsten mit Schlagsahne.

Antwort: Apfelkuchen

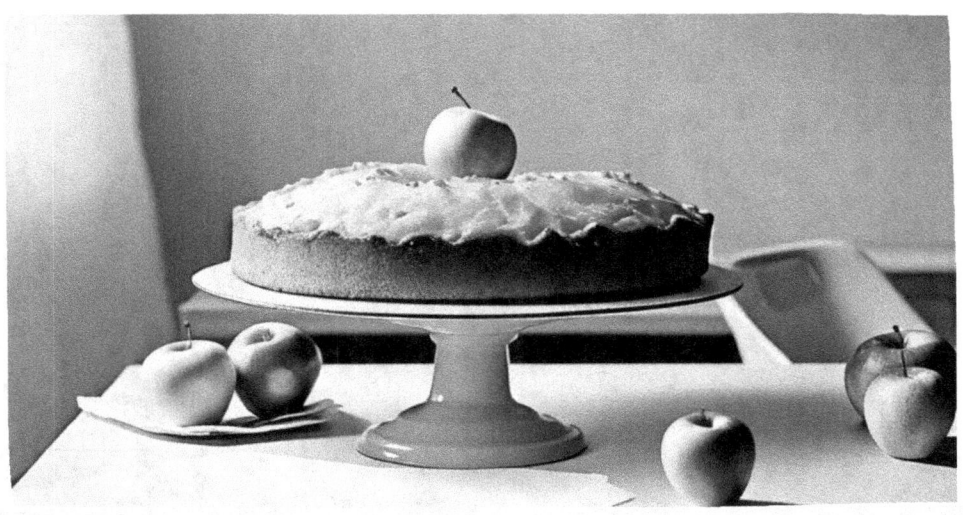

1. Gesucht wird eine beliebte Speise, die man heiß oder kalt essen kann.

2. Sie eignet sich als Hauptspeise, Zwischenmahlzeit oder Partysnack.

3. Die Zubereitung ist echte Handarbeit, indem die Fleischmasse zu flachen handtellergroßen Ballen geformt wird.

4. In einer Pfanne werden diese Ballen knusprig gebraten.

5. Die wichtigsten Zutaten sind Hackfleisch, Eier, Zwiebeln und Gewürze.

6. Häufig werden Senf oder Ketchup dazu gereicht.

7. Andere Bezeichnungen sind Bulette, Fleischleiberl oder Fleischpflanzerl.

Antwort: Frikadelle

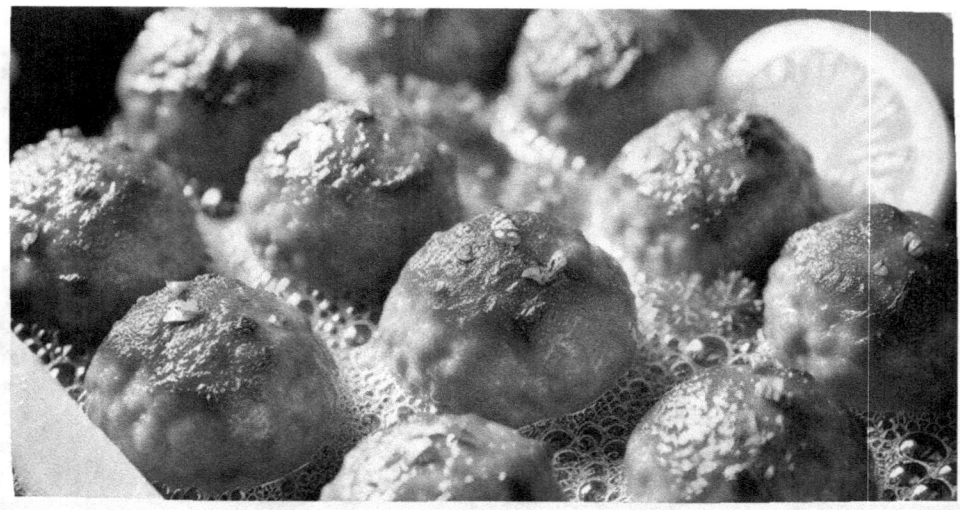

1. Gesucht wird ein Lebensmittel, das sehr kurz und heiß gebacken und anschließend getrocknet wird.

2. An einem trockenen und dunklen Ort kann es monatelang aufbewahrt werden.

3. Typisch ist ein ganzflächiges Muldenmuster mit leichten Vertiefungen.

4. Die Zubereitung erfolgt meistens aus Roggen- und Weizenmehl.

5. Sprachlich und kulinarisch betrachtet kommt das gesuchte Lebensmittel ursprünglich aus Schweden. Hier hat es eine runde Form mit einem Loch in der Mitte.

6. Das gesuchte Lebensmittel gehört zu den ballaststoffreichsten Brotsorten.

7. Es ist knackig, spröde und hart, sodass es leicht zerbricht.

Antwort: Knäckebrot

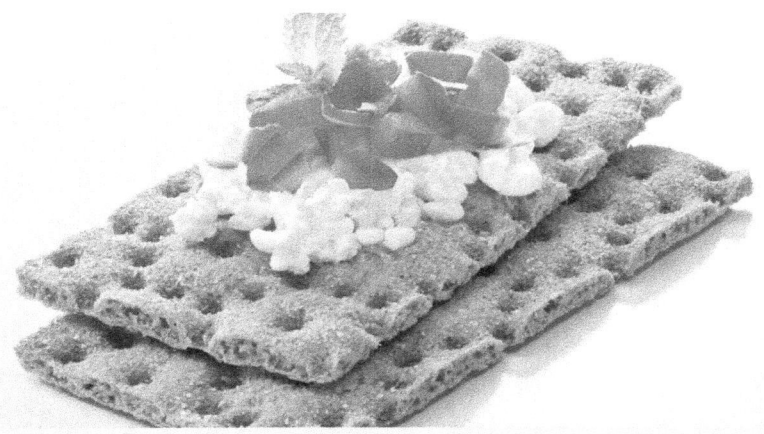

1. Gesucht wird ein Gericht, das schon seit Jahrhunderten als Hausmittel bei Erkältungen verwendet wird.

2. Möglich wird die heilende Wirkung durch den enthaltenen Eiweißstoff Cystein, der das Immunsystem unterstützt und entzündungshemmend wirkt.

3. Das Gericht gilt als eine leckere Medizin aus einem Kochtopf, wird aber auch gerne gegessen, weil es lecker schmeckt.

4. Im Supermarkt gibt es eine große Auswahl an Fertiggerichten in Konservendosen oder Tüten.

5. Hier ist das Beste von einem bestimmten Federvieh vereint.

6. Weitere Zutaten dieser leckeren Geflügelsuppe sind Gemüse, Wasser und Gewürze.

Antwort: Hühnersuppe

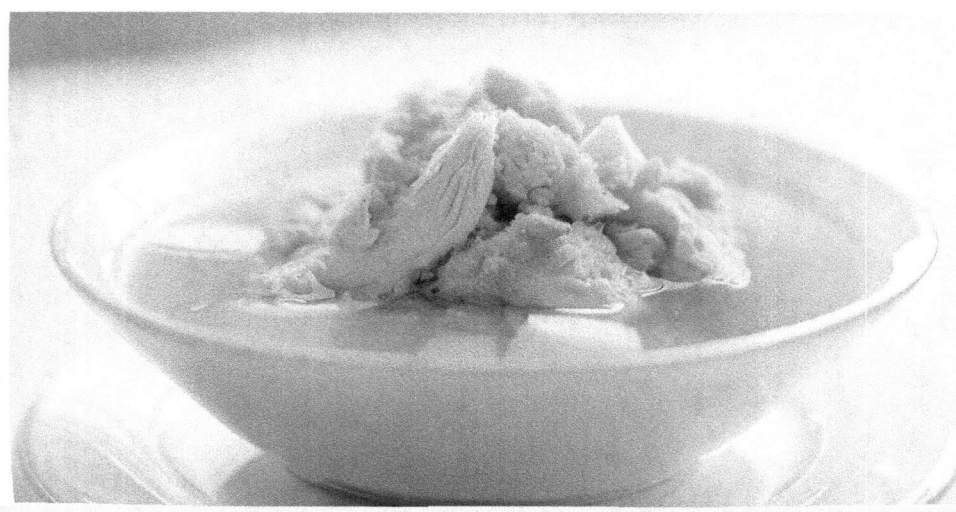

1. Beim englischen Frühstück führt an diesem Gericht kein Weg vorbei.

2. Ein Rezept hierzu ist in fast allen Anfänger-Kochbüchern enthalten.

3. Es ist ein fester Bestandteil einfacher Gerichte wie zum Beispiel „Strammer Max".

4. Vom Namen her könnte man bei diesem Gericht meinen, man würde einen Spiegel benötigen.

5. Man benötigt eine Pfanne, etwas Fett, ein Ei und Salz.

6. Man nimmt die Pfanne von der Herdplatte, sobald das Eiklar angedickt ist.

7. Das Eigelb sieht aus wie ein Auge. Nicht ohne Grund wird das Gericht in einigen Regionen auch als Ochsenauge bezeichnet.

Antwort: Spiegelei

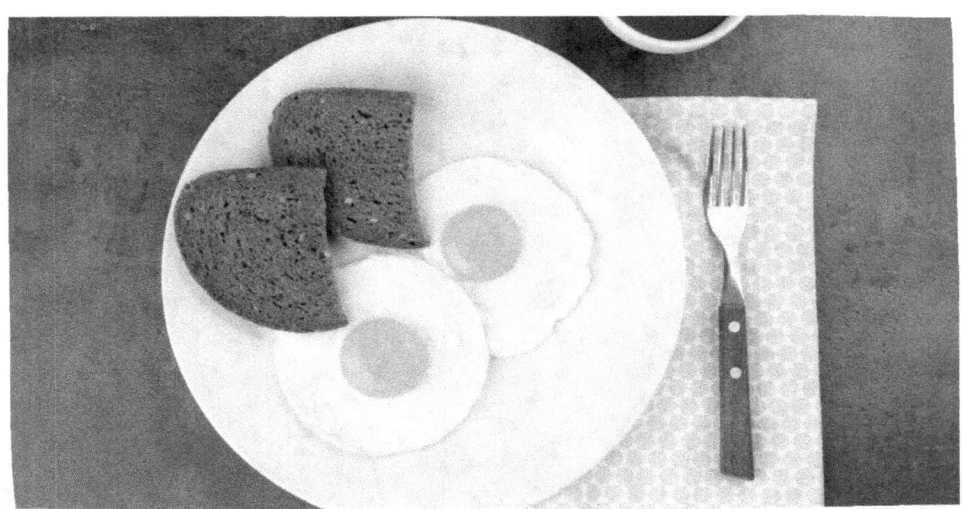

1. Gesucht wird ein Gericht, das in weniger als 10 Minuten zubereitet werden kann.

2. Es ist süß, aber enthält trotzdem viele Vitamine.

3. Je nach Geschmack werden Äpfel, Birnen, Bananen, Apfelsinen oder Weintrauben verwendet.

4. Weitere Zutaten können Honig, Nüsse oder Rosinen sein.

5. Nach Belieben kann eine Soße oder Sahne dazu gereicht werden.

6. Es ist ein beliebtes Dessert ohne Reue, weil es kalorienarm ist, wenn nur die Obstsorten und keine weiteren Zutaten enthalten sind.

7. Das Obst wird klein geschnitten und in einer Schüssel gut vermischt.

Antwort: Obstsalat

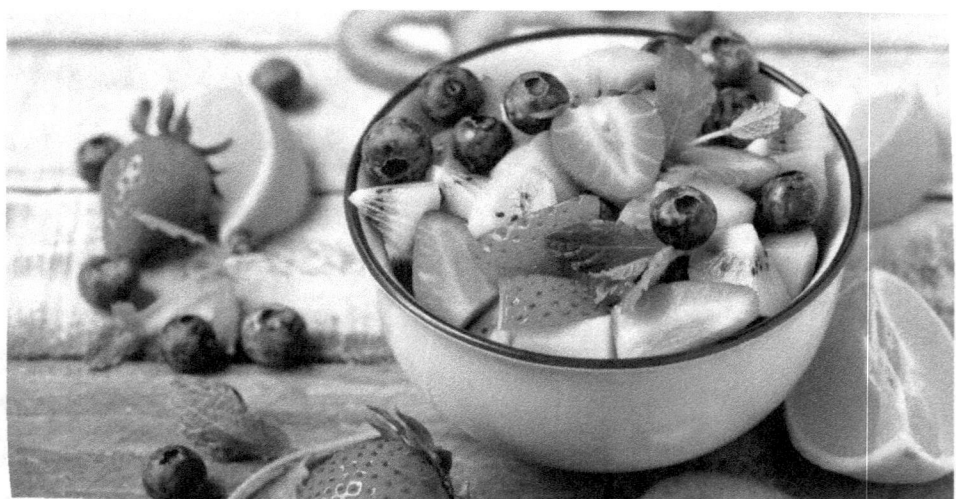

1. Dieses Getränk wird mit einem einzigen Schluck getrunken.

2. Es wird nicht mit Säften oder anderen Zusätzen ange-
reichert und gehört nicht in Kinderhände.

3. Es ist ein reines Destillat und transparent.

4. Der Alkoholgehalt liegt meistens bei 40 %, womit dieses
Getränk hochprozentig ist.

5. Zu dieser Getränkesorte gehören Obstbrände, Branntwein,
Korn und Wodka.

6. In einem bekannten Karnevalslied von Willy Millowitsch war
dieses alkoholische Getränk „sein letztes Wort, dann trugen
ihn die Englein fort".

Antwort: Schnaps

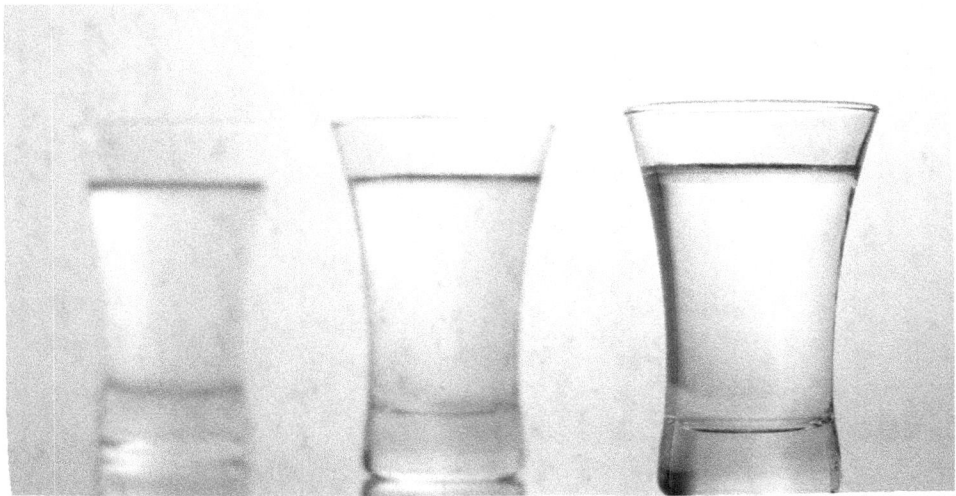

1. Gesucht wird ein Lebensmittel aus fetthaltigem Teig.

2. Der bekannteste Vertreter dieses Lebensmittels hat 10 Zähne in der Breite und 14 Zähne in der Länge.

3. Die wichtigsten Zutaten sind Mehl, Fett, Eier und Zucker.

4. Ursprünglich handelt es sich um ein englisches Gebäckstück.

5. Hochsaison ist um die Weihnachtszeit, aber je nach Rezept wird die Leckerei auch ganzjährig zubereitet.

6. Traditionell wird dieses Gebäck zu Kaffee oder Tee serviert.

7. Der Teig wird durch Ausrollen und Ausstanzen geformt.

8. Eine andere Bezeichnung für das gesuchte Wort ist Plätzchen.

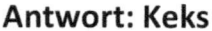

Antwort: Keks

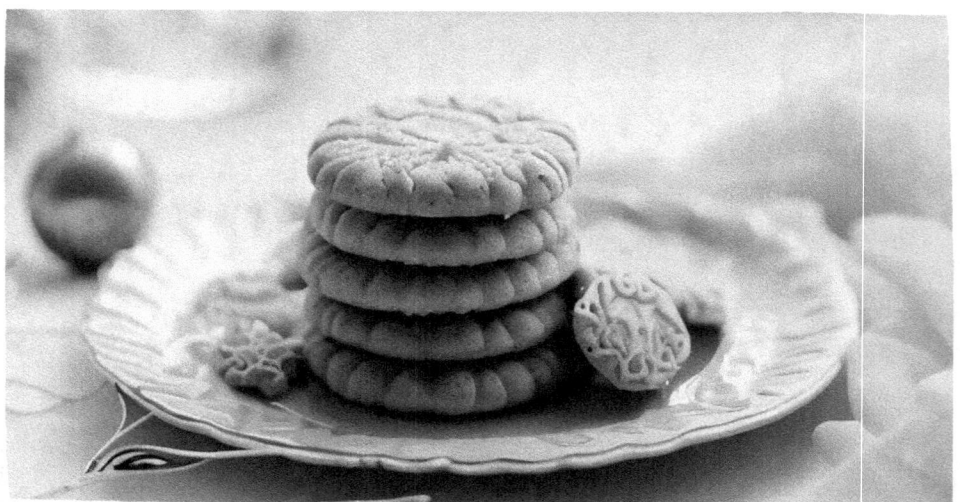

1. Diese Speise besteht aus mehreren Böden.

2. Zum 20. Jahrestag des Mauerfalls wurde in Berlin ein besonders großes Exemplar mit einem Gewicht von 200 Kilogramm hergestellt.

3. Die goldig schimmernde Hülle und die roten Kirschen erinnern an eine Krone.

4. Erstmalig erfolgte die Zubereitung von einem Konditormeister im Jahre 1735 in Frankfurt.

5. Das Äußere wird mit Mandelkrokant bestreut und mit Buttercreme-Häubchen und Belegkirschen verziert.

6. Jeder einzelne Boden wird mit Buttercreme bestrichen.

7. Die gesuchte Leckerei ist eine kranzförmige Buttercremetorte.

Antwort: Frankfurter Kranz

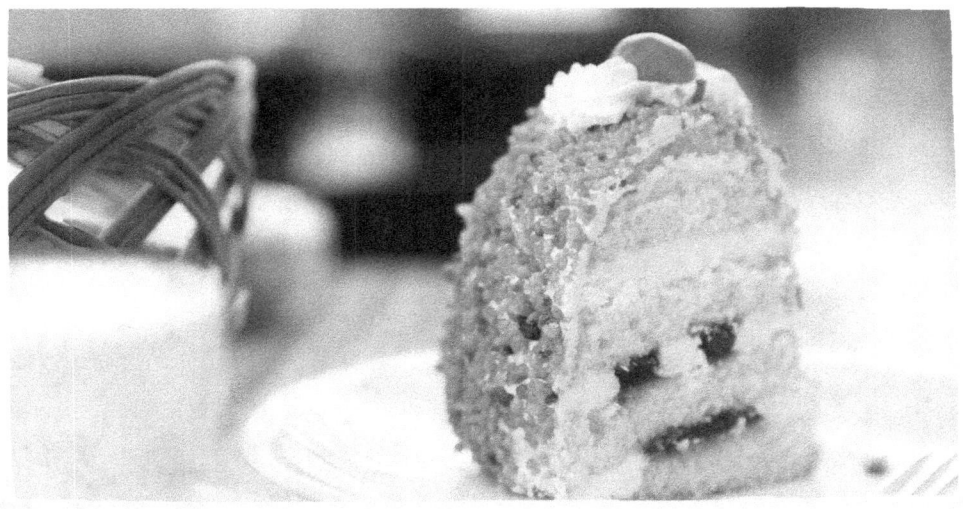

1. Das gesuchte Gericht wird gerne von Vegetariern gegessen, denn in der Regel ist kein Fleisch enthalten.

2. Hier trifft man auf viel klein geschnittenes bunt gemischtes Gemüse.

3. Zu den Zutaten gehören je nach Rezept Möhren, Kohlrabi, Blumenkohl, Sellerie und andere Gemüsearten.

4. Die Konsistenz ist dünnflüssig, das enthaltene Gemüse bleibt bissfest.

5. Wenn man eine cremige Konsistenz wünscht, wird das Gemüse weich gekocht und anschließend passiert.

6. Bekannte Gerichte dieser Art sind Kartoffelsuppen, Gurkensuppen, Kürbissuppen und Minestrone.

Antwort: Gemüsesuppe

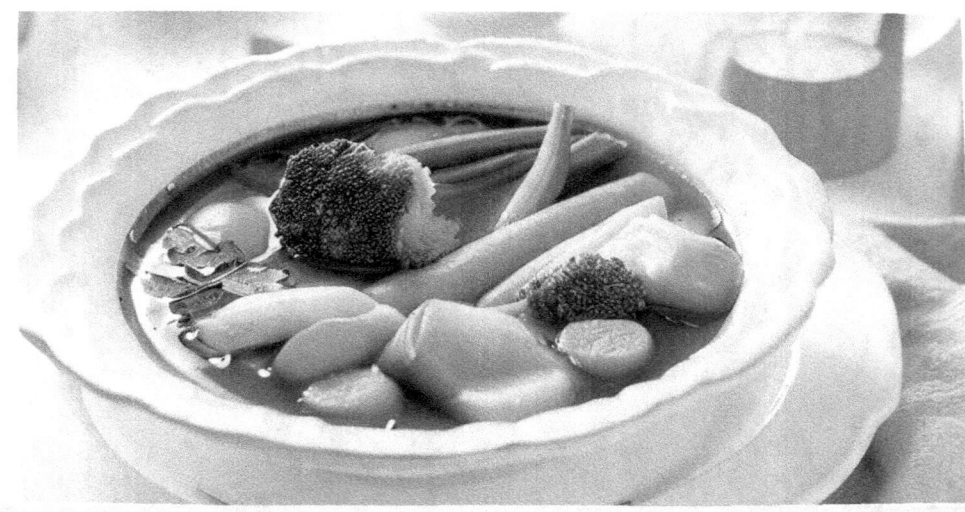

1. Gesucht wird ein traditionelles Gericht der deutschen Küche.

2. Das Gericht braucht viel Vorbereitung, denn es ist mehrtägiges Einlegen in einer Marinade nötig.

3. Je nach Region verwendet man unterschiedliche Zutaten.

4. Gesucht wird eine bestimmte Art eines geschmorten Bratens.

5. Typisch für die rheinländische Variante ist die Zubereitung mit Rosinen.

6. Früher verwendete man je nach Region Pferdefleisch anstatt Rindfleisch.

7. Ist die Zubereitung gut gelungen, zergeht das Fleisch auf der Zunge und schmeckt süß-säuerlich.

8. Als Beilagen sind Kartoffeln, Klöße, Rotkohl, Apfelkompott und Salate beliebt.

Antwort: Sauerbraten

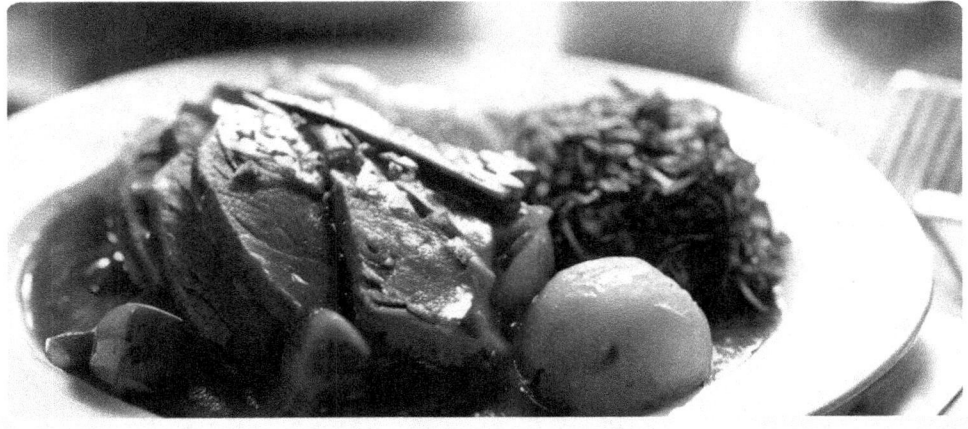

1. Dieses Lebensmittel wurde im Jahr 1922 von dem Bonner Unternehmer Hans Riegel erfunden.

2. Es besteht hauptsächlich aus Zucker, Glukosesirup, Gelatine und Wasser.

3. Durch die Zugabe von Farbstoffen gibt es das Lebensmittel in bunten Farben wie rot, gelb, orange und grün.

4. Es gibt verschiedene Geschmacksrichtungen wie Apfel, Zitrone, Orange, Ananas und Himbeere.

5. Weltweit werden täglich viele Millionen Stück verspeist.

6. Kinder und Erwachsene lieben diese tierische Nascherei.

7. Fängt man erst mal an, findet man kein Ende, bis die Tüte leer ist.

8. Die bunten gummiartigen Tierchen sehen aus wie kleine Teddybären.

Antwort: Gummibärchen

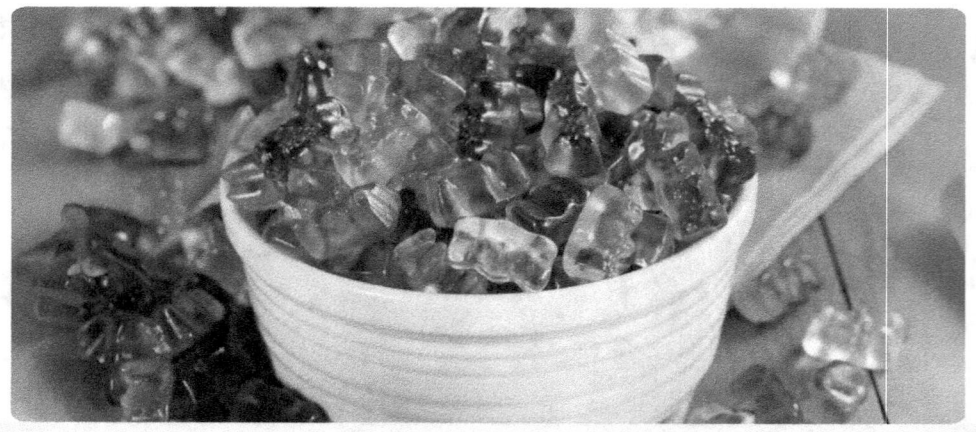

1. Bei diesem gesuchten Lebensmittel gehen die Meinungen auseinander. Entweder mag man es oder lehnt es ab.

2. Der Geschmack ist sauer, salzig, pikant und je nach Zubereitung auch leicht süßlich.

3. Kühl und dunkel gelagert ist dieses Lebensmittel ungefähr 12 Monate haltbar.

4. Es hat einen knackigen Biss ähnlich wie ein Apfel.

5. Man kann es pur essen oder in Scheiben oder Streifen schneiden und als Brotbelag oder Salatbeigabe verwenden.

6. Häufig kommt dieses Lebensmittel aus dem Spreewald in Brandenburg.

7. Mögliche Zutaten sind Einmachgewürze, Senfkörner, Perlzwiebeln, Lorbeerblätter, Zucker, Salz und Pfeffer.

Antwort: Eingelegte Gurken

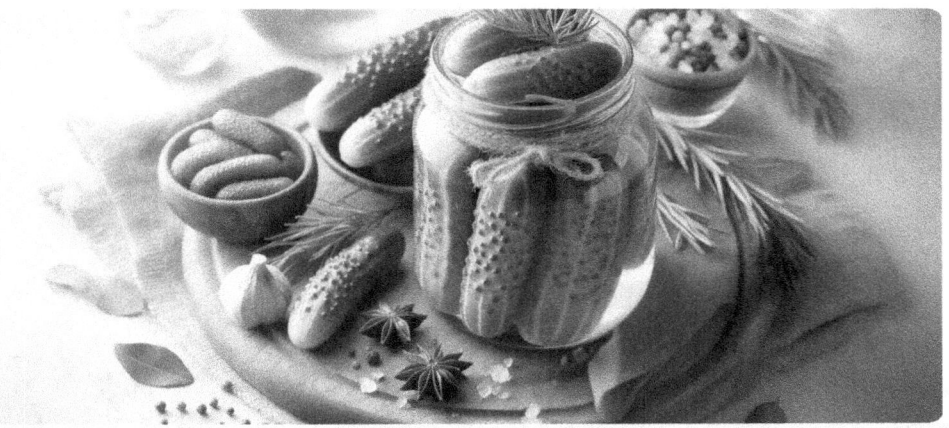

1. Überlieferungen gehen davon aus, dass dieses gesuchte Lebensmittel im Jahre 1889 in Berlin entstanden ist.

2. Ursprünglich wurde es zum Bockbier serviert.

3. In Deutschland werden pro Jahr über 850.000 Tonnen von diesem Lebensmittel hergestellt.

4. Es wird aus Schweinefleisch und Speck zubereitet.

5. Bei der Herstellung wird eine Schüttung von Eis beigemengt, was der Saftigkeit dieses Lebensmittels dient.

6. Es wird im Wasserbad erwärmt und mit Brötchen und Senf serviert.

7. Gesucht wird eine der beliebtesten deutschen Wurstsorten.

8. Andere Bezeichnungen für diese Wurst sind Rote Wurst und Knobländer.

Antwort: Bockwurst

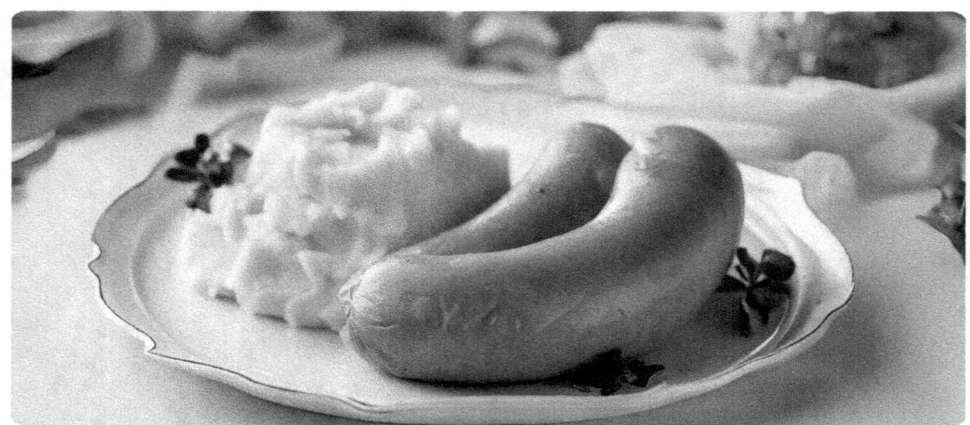

1. Dieses Lebensmittel hat im Winter Hochsaison.

2. Es ist bekannt als ein beliebtes Haushaltsmittel bei Erkältungskrankheiten.

3. Es wirkt entzündungshemmend und bekämpft Bakterien.

4. Wenn man es morgens verzehrt, kurbelt es die Verdauung bis in die Abendstunden an.

5. Es enthält viel Vitamin C und ist deshalb so wirksam bei der Stärkung der Abwehrkräfte.

6. Damit der Geschmack nicht zu sauer wird, kann man etwas Honig beimengen.

7. Die wichtigsten Zutaten sind frischer Zitronensaft und heißes Wasser.

Antwort: Heiße Zitrone

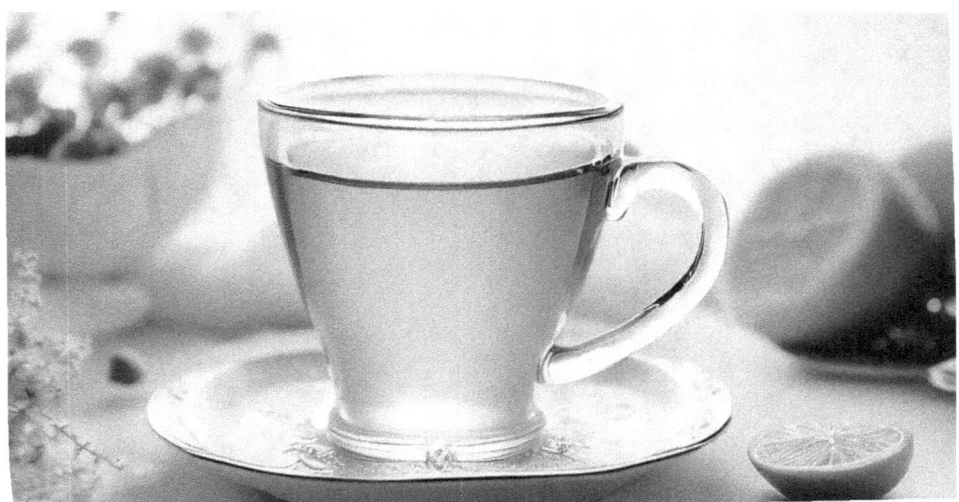

1. Die Basis für diese gesuchte Köstlichkeit bildet ein selbst gemachter Hefeteig.

2. Die Zubereitung erfolgt traditionell auf einem Blech.

3. Die leckere Füllung besteht aus einer Pudding-, Vanille-, Butter- oder Sahnecreme.

4. Der Belag wird aus einer Masse aus Fett, Zucker, Honig und Mandelblättern zubereitet.

5. Seit Jahrhunderten gehört diese Leckerei zu den beliebtesten Kuchen in Deutschland.

6. Warum dieser Kuchen so heißt wie er heißt, kann kaum jemand beantworten.

7. Man sagt, der Name gehe auf eine Sage zurück, in der es um Bienen geht.

Antwort: Bienenstich

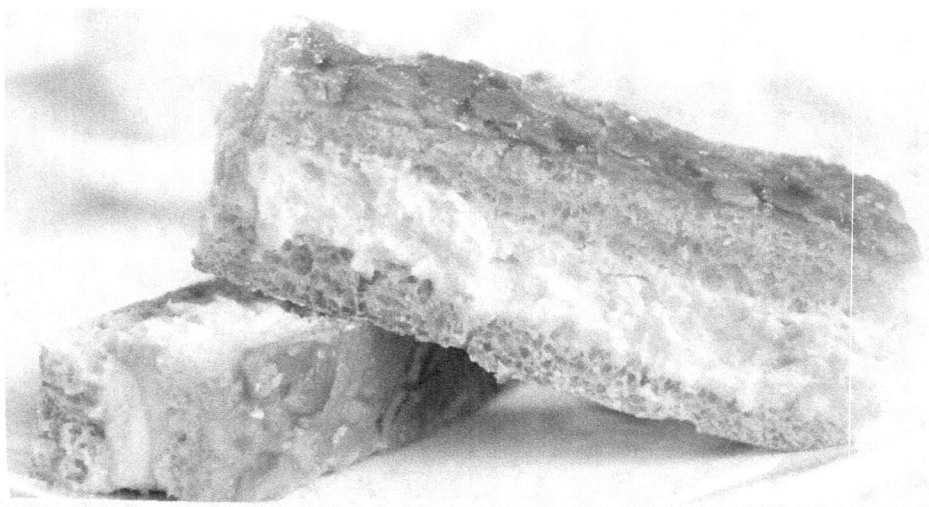

1. Dieses Gericht wiegt zwischen 700 und 1.600 Gramm.

2. Man kann die wichtigste Zutat tiefgefroren, an einer Frisch-fleisch-Theke oder direkt bei einem Bauer kaufen.

3. Die Haut dieses beliebten Gerichts ist zwar sehr fett- und kalorienreich, aber sie ist äußerst lecker und knusprig.

4. Als Beilage sind Reis, Apfelmus und Salat beliebt.

5. Das Fleisch ist saftig und muss von dem Gerippe gelöst werden. Die Innereien werden gerne als Suppe zubereitet.

6. Gesucht wird das beliebteste Geflügelgericht seit dem 19. Jahrhundert.

7. Am liebsten wird es knusprig gegessen und nicht als weicher Gummiadler.

Antwort: Brathähnchen

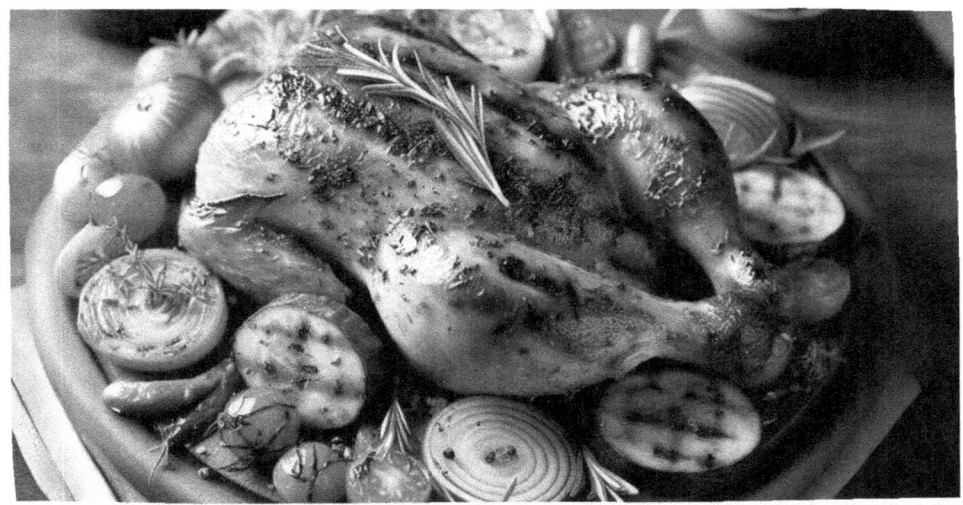

1. Die besondere Form dieses Lebensmittel hat praktische Gründe, denn dadurch ergeben sich eine einfache Herstellung und eine schnelle Trocknung.

2. Das gesuchte Gericht ist für die Kleidung nicht ganz ungefährlich, weil so mancher roter oder fettiger Kleks darauf landet.

3. Groß und Klein lieben es in der ganzen Welt.

4. Ursprünglich stammt es aus Italien und wird dort schon seit vielen Jahrhunderten hergestellt.

5. Häufig wird es mit Olivenöl oder Tomatensoße und Parmesankäse serviert.

6. Auf dem Teller wird diese beliebte Nudelsorte um die Gabel gewickelt.

Antwort: Spaghetti

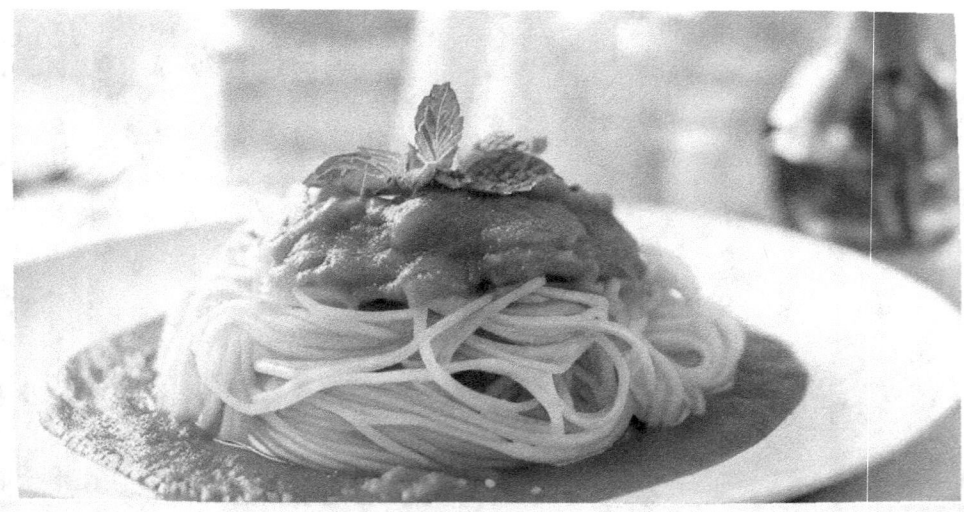

1. Gesucht wird ein ganz besonderer Leckerbissen.

2. Als Hochburg dieser Leckerei gelten die Schweiz und Belgien.

3. Die Herstellung ist sehr aufwändig, deswegen bereitet man dieses Lebensmittel nur selten selbst zu.

4. Es gibt diese Dessertspezialität in vielen verschiedenen Farben, Formen und Geschmacksrichtungen.

5. Damit die Leckerei mit dem gesuchten Begriff bezeichnet werden darf, muss der Schokoladenanteil mindestens 25 % betragen.

6. Zusätzlich zur Schokolade werden häufig Marzipan, Nüsse, Mandeln und Likör verwendet.

7. Gerne wird diese Nascherei als Mitbringsel in hochwertigen Schachteln verschenkt.

Antwort: Praline

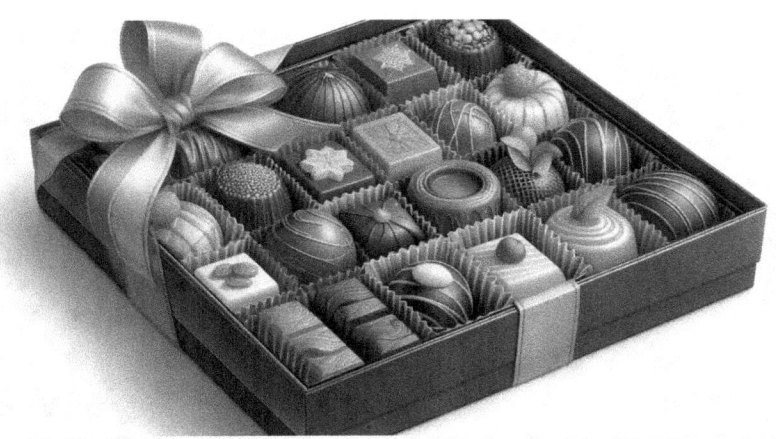

1. Das gesuchte Lebensmittel ist für viele Menschen eine Art Lebenselixier.

2. Die Zubereitung erfolgt durch Gärung aus stärkehaltigen Zutaten.

3. Man unterscheidet zwischen ober- und untergärigen Sorten.

4. Gesucht wird ein kohlensäurehaltiges Getränk.

5. Bei größeren Mengen zeigen sich die Nachteile des enthaltenen Alkohols.

6. Die wichtigsten Zutaten sind Hopfen, Malz, Hefe und Wasser.

7. Erhältlich ist dieses beliebte Getränk in Gläsern, Dosen, Flaschen und Fässern.

8. Ein Betrieb, in dem das Getränk hergestellt wird, heißt Brauerei.

Antwort: Bier

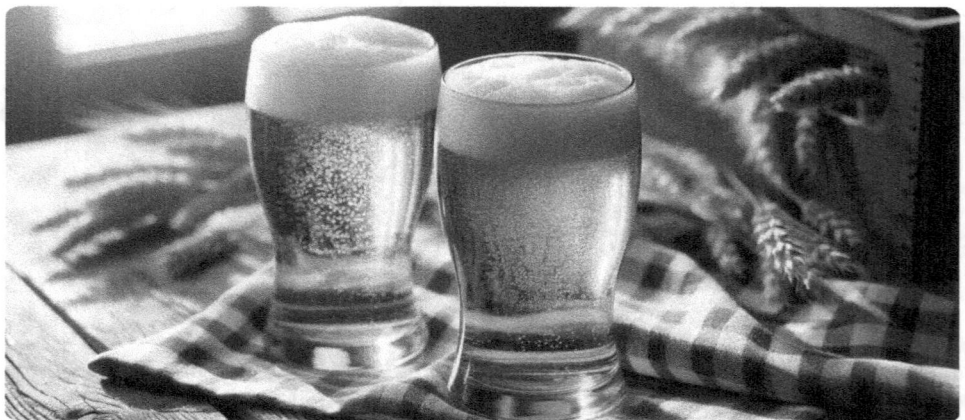

1. Das gesuchte Gericht kann man schon einige Stunden vor dem Essen vorbereiten.

2. Der intensive Geschmack entfaltet sich besonders dann, wenn die Speise über Nacht im Kühlschrank steht.

3. Es wird kalt verzehrt und eignet sich als Proviant für unterwegs.

4. Es schmeckt pur oder als Beilage zur Bockwurst oder Frikadelle.

5. Gesucht wird eines der beliebtesten Salatgerichte.

6. Eine Zutat wird gar gekocht und gepellt.

7. Die wichtigsten Zutaten sind hartgekochte, zerkleinerte Eier, die mit einer fettreichen Soße vermengt werden.

Antwort: Eiersalat

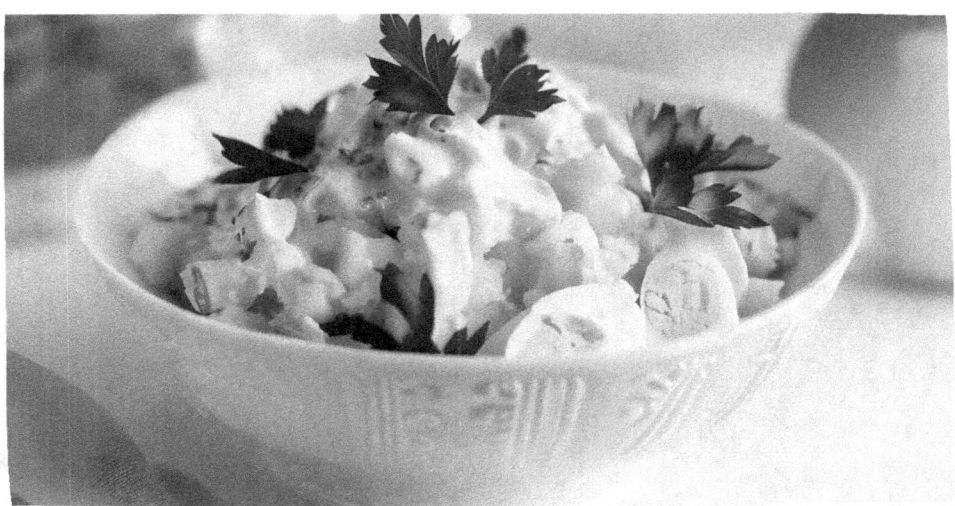

1. Auch wenn häufig angenommen wird, dass diese Leckerei ihren Ursprung in Deutschland hat, so sehen Überlieferungen den Ursprung dennoch in Holland.

2. Vermutlich war die Herstellung von Oblaten in Klöstern der Vorläufer dieses beliebten Gebäcks.

3. Die wichtigsten Zutaten sind Mehl, Fett, Wasser und Zucker.

4. Typisch sind leichte Vertiefungen, die an eine Bienenwabe erinnern.

5. Häufig werden Schlagsahne, Sauerkirschen oder Erdbeeren dazu gereicht.

6. Klassischerweise wird das Gebäck vor dem Verzehr mit Puderzucker bestreut.

7. Der Backvorgang erfolgt zwischen zwei heißen Eisen.

Antwort: Waffeln

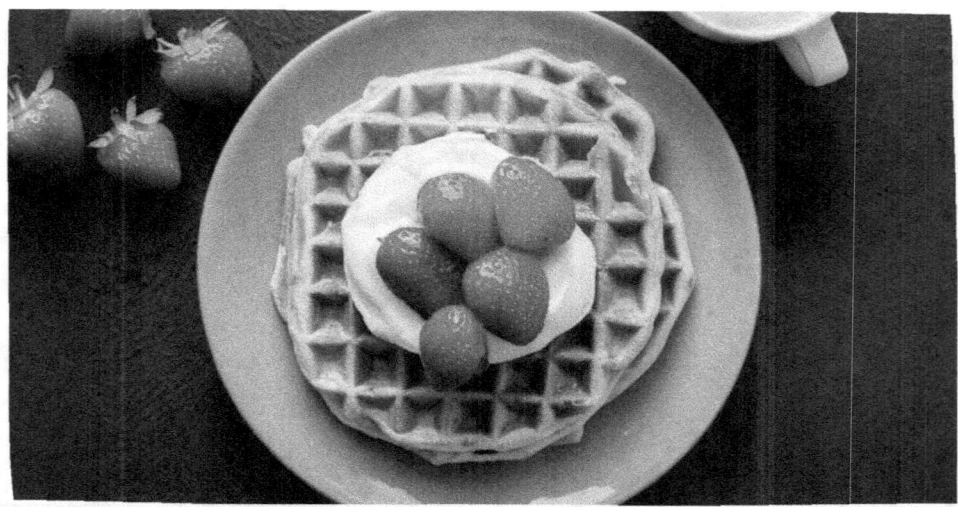

1. Je nach Region wird dieses Gericht süßlich oder herzhaft angerichtet.

2. Aufgrund des hohen Fettgehalts ist es eine gefürchtete Kalorienbombe.

3. Es wird aus Kartoffeln zubereitet.

4. Geschälte Kartoffeln werden roh gerieben und mit Mehl, Ei und Gewürzen vermengt.

5. Beliebte Beilagen sind je nach Region Apfelmus oder Sauerkraut.

6. In reichlich Fett wird die Kartoffelmasse knusprig braun gebraten.

7. Andere Bezeichnungen für dieses Gericht sind Erdäpfelpuffer, Täschli, Reibeplätzchen und Reibekuchen.

Antwort: Kartoffelpuffer

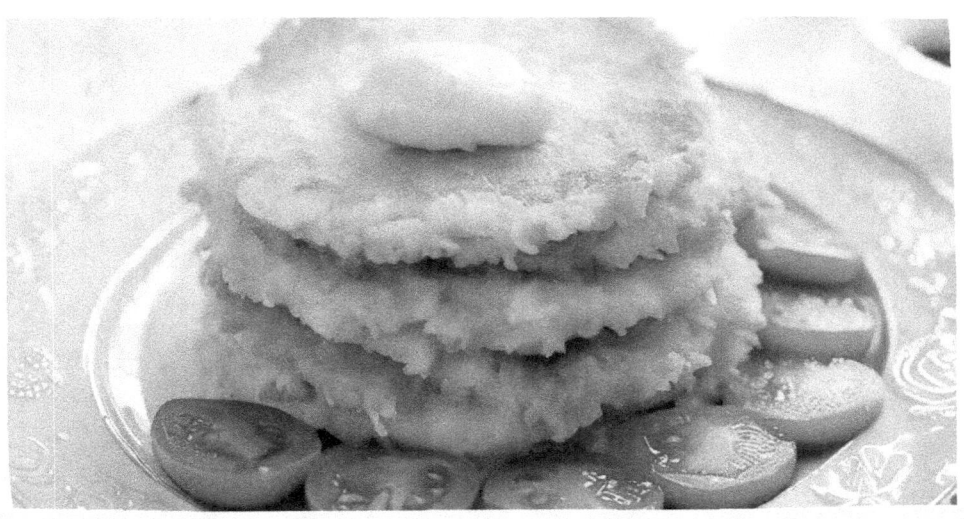

1. Egal ob Vegetarier oder Fleischliebhaber – bei diesem Gericht kommt keiner zu kurz.

2. Je nach Geschmack kann man das gesuchte Gericht mit vielen verschiedenen Zutaten kombinieren.

3. Früher war es ein beliebtes Samstagsgericht.

4. Nach Belieben können Mettwürstchen, Reste vom Sonntagsbraten, Kartoffeln und Gemüsesorten beigemengt werden.

5. Die Grundlage bilden immer weiße, grüne oder rote Bohnen.

6. Eine Suppe dieser Art gehört zu den beliebtesten Eintöpfen.

Antwort: Bohnensuppe

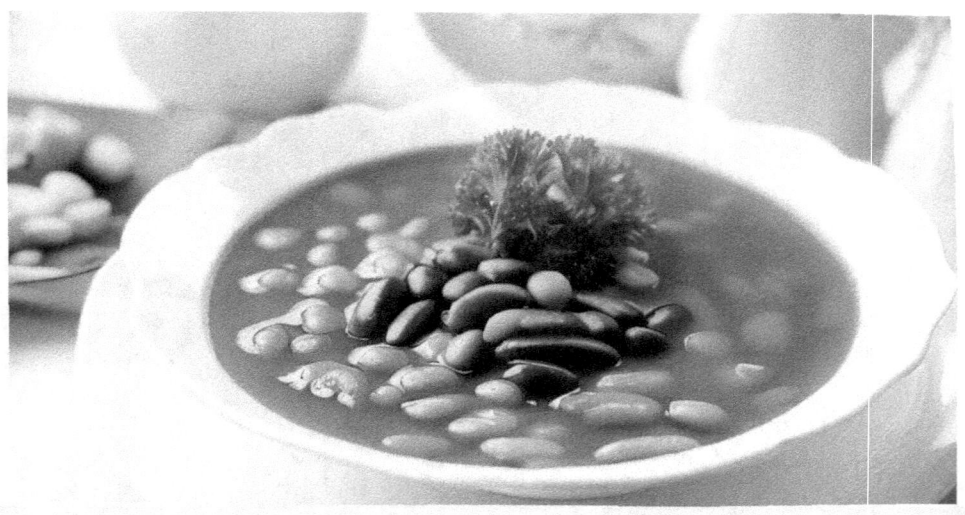

1. Das gesuchte Lebensmittel wird pur verzehrt oder als Zutat für Desserts und Gebäcksorten verwendet.

2. Die Vorform dieses Lebensmittels wurde bereits im 17. Jahrhundert bei Ureinwohnern in Brasilien entdeckt.

3. Ursprünglich wurden hierfür Avocados, Zucker und Rum verwendet.

4. Heute sind die wichtigsten Zutaten Eigelb, Alkohol und Zucker.

5. Hochsaison ist zur Osterzeit.

6. Diese Köstlichkeit gilt aufgrund der Cremigkeit und Süße als ein beliebtes Frauengetränk und hat schon für manche lustige Runde gesorgt.

7. Typisch für diesen leckeren Likör ist die gelbe Farbe.

Antwort: Eierlikör

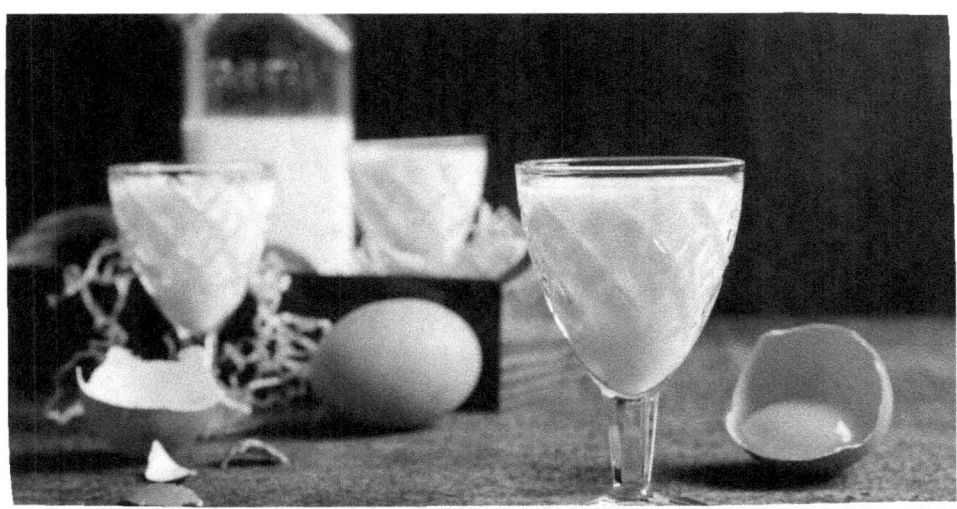

1. Gesucht wird ein Lebensmittel, dem sogar ein eigenes Museum gewidmet wurde.

2. Es ist ein bekanntes Gericht der Nachkriegszeit und auch heute noch bei Jung und Alt sehr beliebt.

3. Das gesuchte Gericht gilt als typisch deutsch.

4. Da es in Berlin erfunden wurde, ist es heute eines der Wahrzeichen der Stadt.

5. Meistens wird es in einer Pappschale serviert.

6. Man kann es selbst zubereiten oder in einer Imbissbude kaufen, wo es meistens in Scheiben geschnitten wird.

7. Je nach Rezept wird eine Bratwurst oder andere Brühwurst mit Curry-Ketchup zubereitet.

Antwort: Currywurst

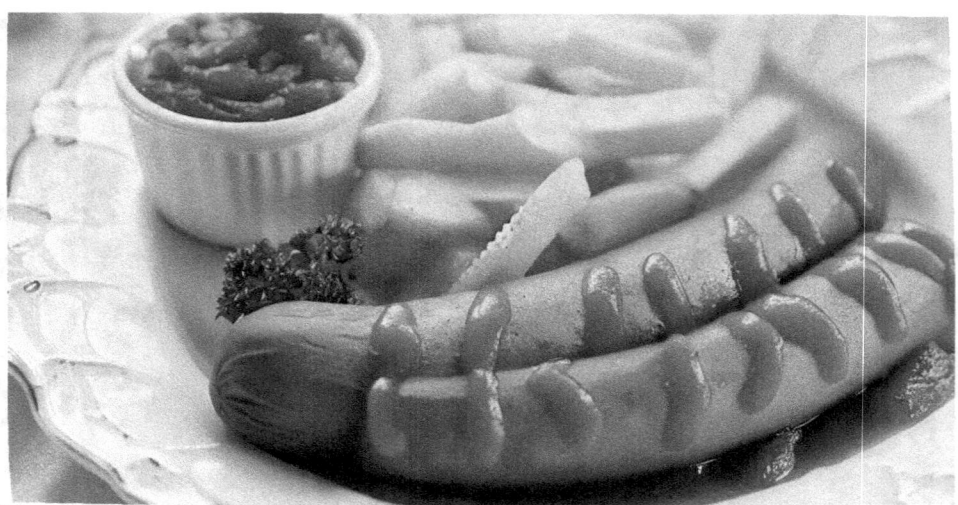

1. Erstmals wurde diese beliebte Leckerei im Jahre 1934 schriftlich erwähnt.

2. Seit dem Jahr 2006 findet regelmäßig zu Ehren dieser Torte ein Festival in dem süddeutschen Ort Todtnau statt. Hier werden die besten Exemplare prämiert.

3. Die wichtigsten Zutaten sind Kirschwasser, Schokoladenbiskuitböden und Sahne.

4. Typisch sind die dunklen Schokoladenspäne und Kirschen, mit denen die Torte dekoriert wird.

5. Diese Speise ist weltweit bekannt als klassische deutsche Torte.

6. Vom Namen her könnte man meinen, die gesuchte Torte käme aus dem Schwarzwald, aber tatsächlich ist der genaue Ursprung unbekannt.

Antwort: Schwarzwälder Kirschtorte

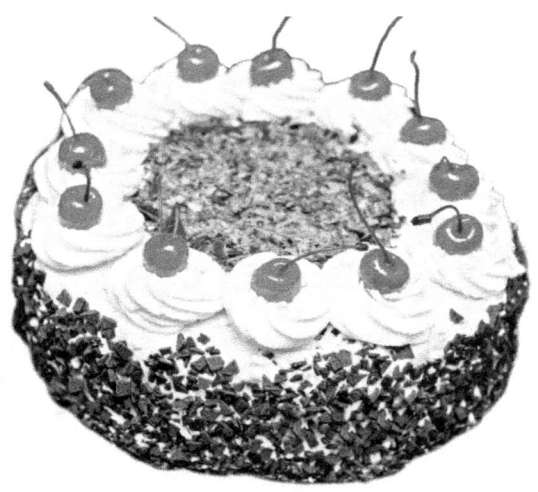

1. Das gesuchte Lebensmittel zählt zu den deutschen National-gerichten.

2. Es gilt als sehr gesund, weil es nicht nur darmfreundliche Milchsäure enthält, sondern auch die Vitamine A, B, C sowie Mineralstoffe.

3. Im Winter gehört es zu den wichtigsten Vitamin C-Liefe-ranten.

4. Es eignet sich als ganzjähriges Proviant, in der Seefahrt ver-hinderte es früher Vitaminmangel-Erkrankungen.

5. Für die Zubereitung wird Weißkohl oder Spitzkohl benötigt.

6. Durch Gärung der enthaltenen Milchsäure wird der Kohl konserviert und damit monatelang haltbar.

7. Häufig wird diese besondere Kohlsorte mit Kartoffelpüree, Kasseler oder Mettwürstchen serviert.

Antwort: Sauerkraut

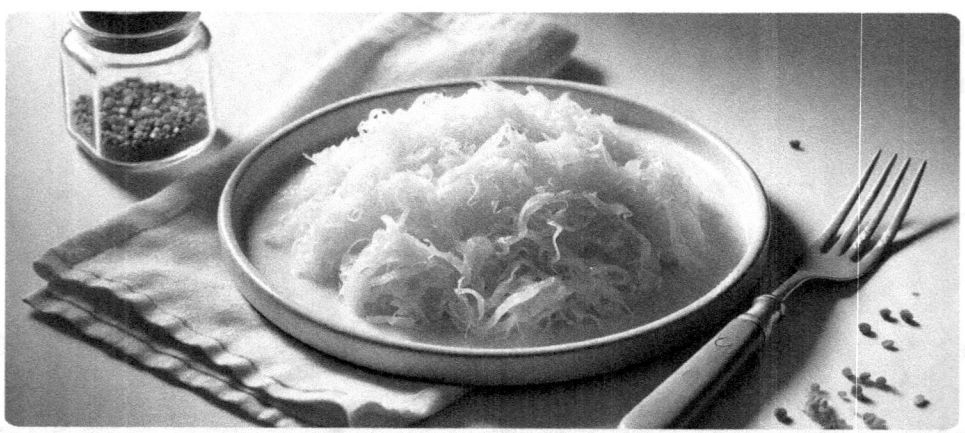

1. Gesucht wird ein altbewährtes Hausrezept von Oma.

2. Es schmeckt nicht nur lecker, sondern ist auch gesund.

3. Es wirkt entzündungshemmend, beruhigend und ist nützlich gegen Bakterien und Pilze.

4. Auch bei Heiserkeit, Halsschmerzen und trockenem Husten ist es hilfreich.

5. Fast jedes Kind kennt dieses warme Getränk auch als Schlaftrunk, der einen ins Land der Träume schicken soll.

6. Eine der beiden Zutaten wird auch als flüssiges Gold bezeichnet.

7. Milch und Honig sind die wichtigsten Zutaten.

Antwort: Milch mit Honig

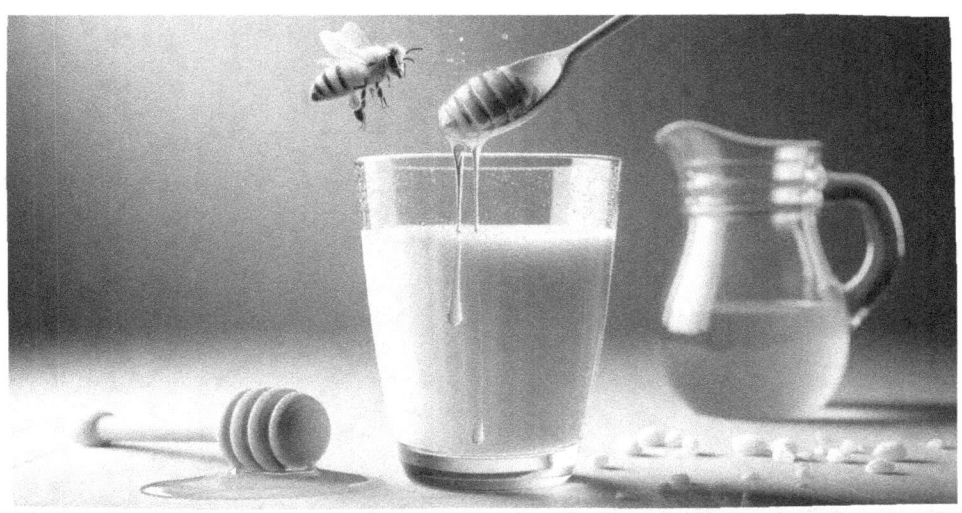

1. Dieses Gericht gibt es in Deutschland schon seit dem Jahr 1884.

2. Es fördert die Kreativität wie kaum ein anderes.

3. Es ist beliebt bei Jung und Alt und regt zu einer geselligen Essensrunde an.

4. Nach Belieben können Möhren, Lauch, Erbsen und Würstchen hinzugegeben werden.

5. Die wichtigsten Zutaten sind Gemüsebrühe, Nudeln, Salz und Pfeffer.

6. Gesucht wird eine Suppe mit einer besonderen Einlage, mit der man Wörter bilden kann.

7. Je nach Hersteller enthält das Gericht Buchstaben von A bis Z und Ziffern von 0 bis 9.

Antwort: Buchstabensuppe

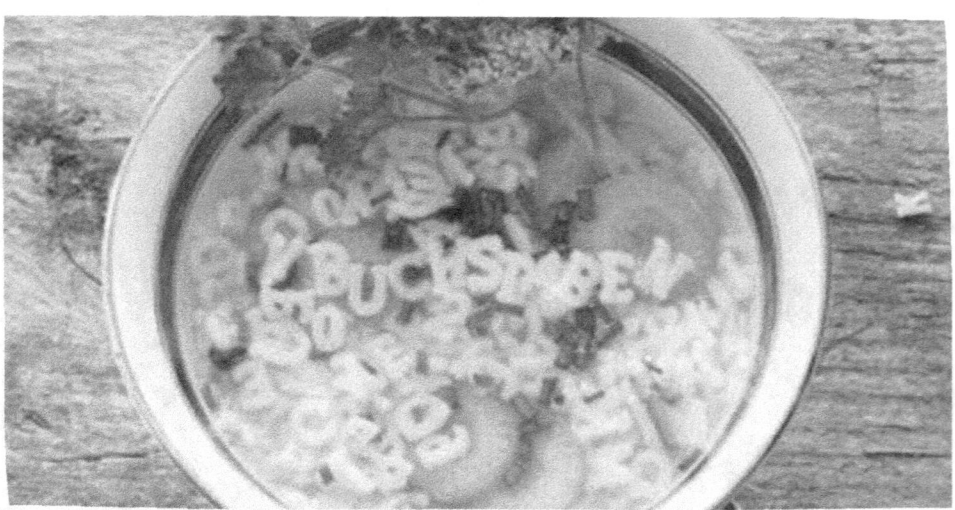

1. Die gesuchte Speise ist ein beliebtes Fleischgericht und kommt am Familiensonntag auf den Tisch.

2. Meistens wird Schweinenacken oder Schweineschulter verwendet. Möglich sind aber auch Fleischteile von anderen Tierarten.

3. Nach Belieben wird das Fleisch mit einer Marinade oder Senf bestrichen.

4. Die Füllung besteht aus Kräutern, Zwiebeln, Gewürzgurken oder Hackfleisch.

5. Typisch ist das Zusammenrollen des Fleischstückes zu einem Braten.

6. Der gerollte Braten wird mit einem Netz oder Küchengarn und Zahnstochern verschlossen.

7. Eine andere Bezeichnung für das gesuchte Gericht ist Rollschinken.

Antwort: Rollbraten

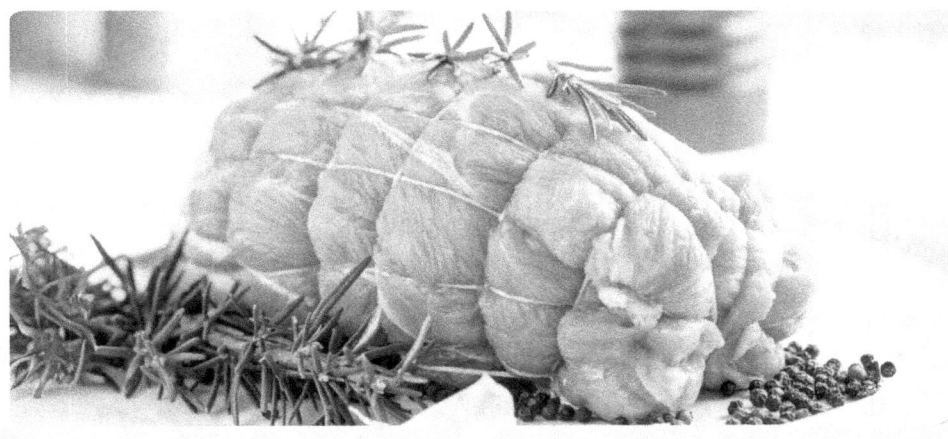

1. Im Jahr 2017 wurde die Kunst der Zubereitung dieser speziellen Speise von der UNESCO in die Liste des Kulturerbes der Menschheit aufgenommen.

2. Gesucht wird ein Gericht, das typischerweise eine runde Form aufweist.

3. Vor vielen hundert Jahren war es ein Arme-Leute-Essen.

4. Ursprünglich handelte es sich bei dieser Speise um ein flaches Brot, das mit Olivenöl und Kräutern zubereitet wurde.

5. Heute wird es in einem speziellen heißen Ofen gebacken.

6. Zu den wichtigsten Zutaten gehören ein Hefeteig, Tomatensoße und Käse.

7. Es ist neben Spaghetti eines der Nationalgerichte in Italien.

Antwort: Pizza

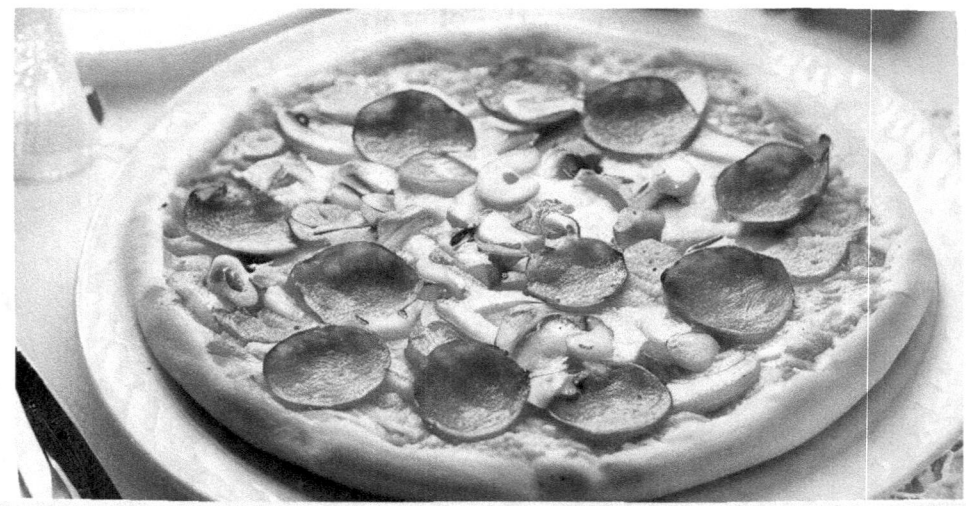

1. Diese Speise ist besonders gut für Kleinkinder und Senioren geeignet.

2. Kinder basteln sich daraus gerne ein kleines Gebirge mit einem Soßensee auf dem Gipfel.

3. Die meisten Menschen essen die Speise als Beilage.

4. Die wichtigsten Zutaten sind Kartoffeln, Milch und Butter.

5. Typische Gewürze sind Muskat, Salz und Pfeffer. Als Kräuter sind Petersilie und Schnittlauch beliebt.

6. Mehlige Kartoffeln werden gekocht, zerdrückt und mit anderen Zutaten verrührt.

7. Andere Bezeichnungen für den gesuchten Begriff sind Quetschkartoffeln, Kartoffelstampf, Kartoffelmus oder Erdäpfelpüree.

Antwort: Kartoffelpüree

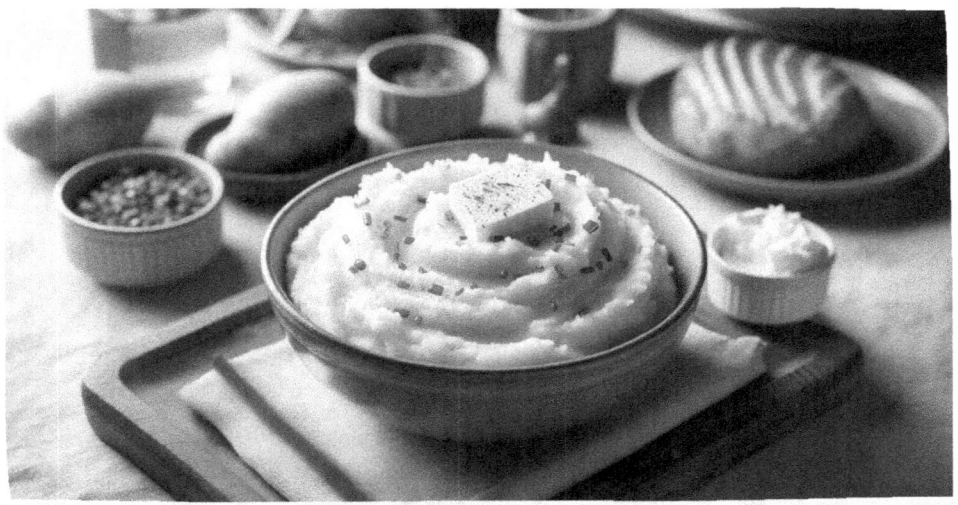

1. Diese Leckerei befördert viele Schleckermäuler gedanklich zurück in die Kindheit.

2. Sie ist schokoladig und knusprig zugleich.

3. Die wichtigsten Zutaten sind Butterkekse, Schokolade, Puderzucker, Kuvertüre und Kokosfett.

4. Über Nacht lässt man diesen besonderen Kuchen im Kühlschrank fest werden. Noch besser schmeckt er sogar, wenn man ihn 3 bis 4 Tage lang durchziehen lässt.

5. Diese schwarz-weiße Leckerei ist seit Jahrzehnten der Lieblingskuchen auf Kindergeburtstagen.

6. Bei der Zubereitung werden die Butterkekse in Schokoladenguss eingebettet.

7. Andere Bezeichnungen sind „Kalte Schnauze" oder „Schwarzer Peter".

Antwort: Kalter Hund

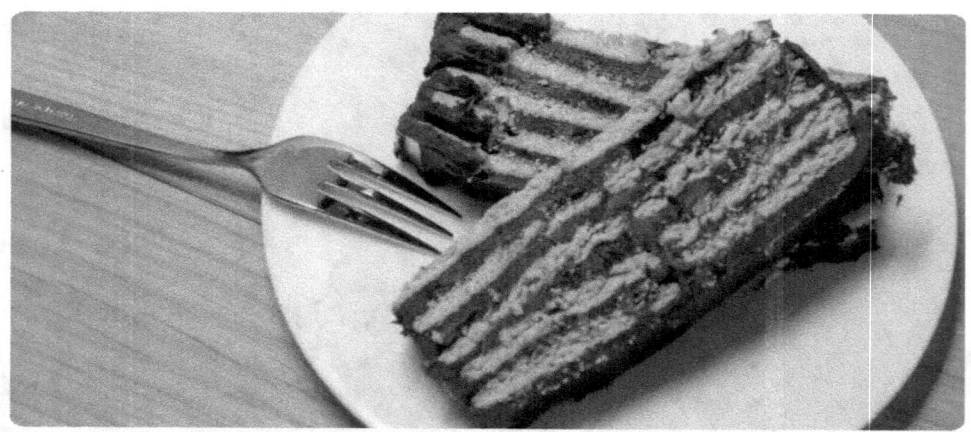

1. Weltweit werden 12 Milliarden Liter von diesem Lebensmittel verzehrt.

2. Die Hälfte von dem benötigten Obst stammt aus Brasilien.

3. In Deutschland trinkt jeder Mensch durchschnittlich fast 8 Liter pro Jahr.

4. Fertig angebotene Säfte im Supermarkt dürfen seit dem Jahr 2012 keinen zusätzlichen Zucker mehr enthalten.

5. Der Gehalt an Vitamin C ist sehr hoch, sodass man mit diesem Getränk Erkältungen vorbeugen kann.

6. Typisch für diesen Saft ist die intensive gelbe Farbe.

7. Das gesuchte Lebensmittel wird durch Auspressen hergestellt.

8. Andere Bezeichnungen für das gesuchte Wort sind Apfelsinensaft oder O-Saft.

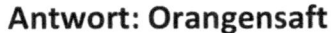

Antwort: Orangensaft

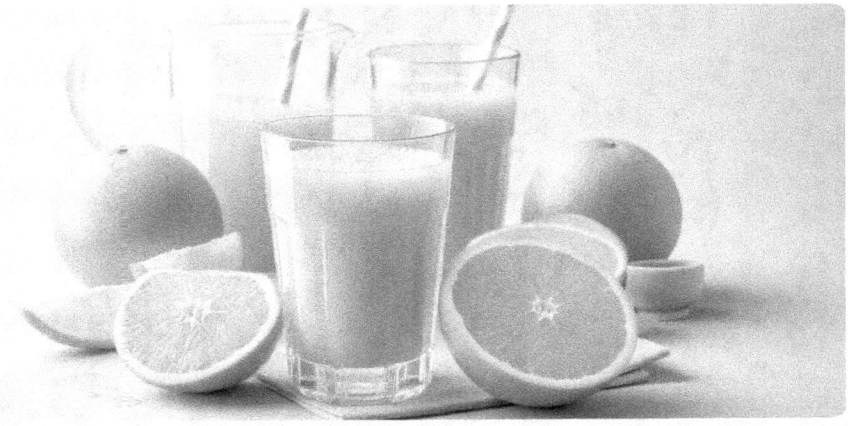

1. Gesucht wird eine Speise, die sich als ideale Resteverwertung eignet.

2. Sie wird im Backofen zubereitet.

3. Der Geschmack kann herzhaft, pikant oder süßlich sein.

4. Je nach Rezept werden Kartoffeln, Reis, Nudeln oder verschiedene Fleisch- und Gemüsesorten verwendet.

5. Als Flüssigkeit nimmt man häufig ein Gemisch aus Milch, Sahne oder Eiern und Gewürzen.

6. Nach Belieben wird das Gericht mit Käse oder Semmelbröseln bestreut.

7. Das Gericht ist gar, wenn der Käse zerlaufen und leicht bräunlich ist.

Antwort: Auflauf

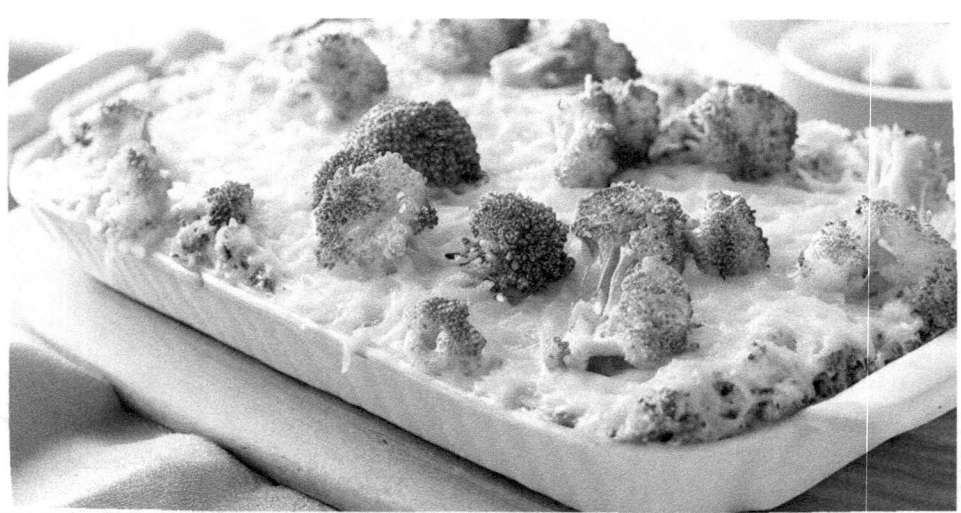

1. Diese Speise eignet sich gut zum Vorbereiten.

2. Sie ist beliebt als Beilage zu Fleisch- und Fischgerichten, wird im Sommer aber auch gerne als Hauptmahlzeit gegessen.

3. Besonders gut schmeckt dieses Gericht, wenn man es mindestens eine halbe Stunde lang ziehen lässt.

4. Es wird mit einer Marinade aus Essig und Öl zubereitet.

5. Hochsaison ist im Sommer, dann kann das benötigte Gemüse im eigenen Garten geerntet werden.

6. Das gesuchte Gericht ist hauptsächlich rot und ist einer der beliebtesten Salate.

7. Die wichtigsten Zutaten sind Tomaten, die klein geschnitten mit der Marinade vermengt werden.

Antwort: Tomatensalat

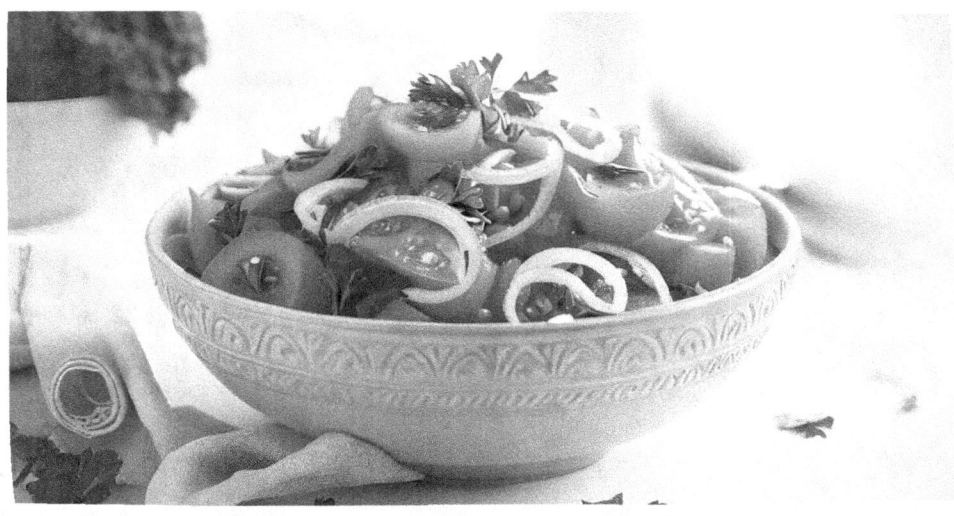

1. Das gesuchte Getränk besteht zu 80 % aus Wasser.

2. Es wird auch als ein göttliches Getränk bezeichnet, denn in der Bibel wird es über 200-mal erwähnt.

3. Wenn man zu viel davon trinkt, sollte man das Auto stehen lassen.

4. Während des Gärungsprozesses wird der im Saft enthaltene Zucker in Alkohol umgewandelt.

5. Man unterscheidet zwischen Weiß, Rot und Rosé.

6. Die Zubereitung erfolgt aus vergorenem Saft bestimmter Trauben.

7. Einer der bekanntesten Sprüche zu diesem Getränk lautet „Bier auf …. das lass sein".

Antwort: Wein

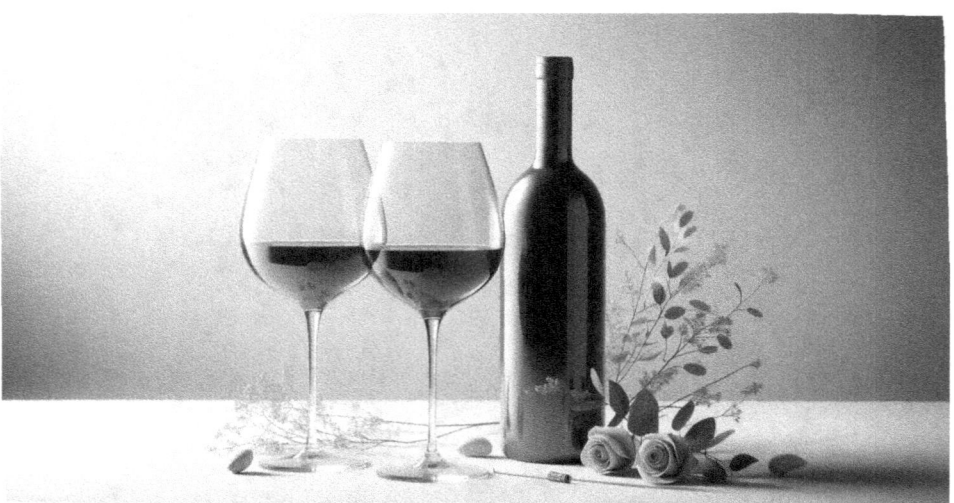

1. Gesucht wird eine sehr farbenfrohe Süßspeise.

2. Die wichtigsten Zutaten sind Fruchtsaft, Gelatine und Zucker.

3. Je nach Geschmack wird Vanillesoße oder Schlagsahne dazu gereicht.

4. Die Zubereitung sollte rechtzeitig erfolgen, denn über Nacht wird die Leckerei im Kühlschrank aufbewahrt, damit die Masse fest wird.

5. Beliebte Geschmacksrichtungen sind Waldmeister, Zitrone, Kirsche und Himbeere.

6. Das bei Jung und Alt beliebte Dessert ist eine ziemlich wackelige Angelegenheit.

7. Andere Bezeichnungen sind Froschsülze, Götterspeise und Wackelpeter.

Antwort: Wackelpudding

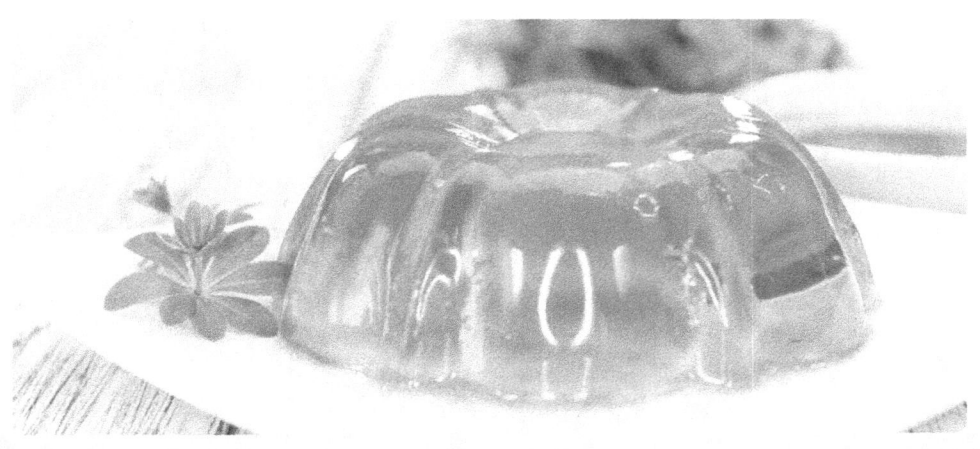

1. Dieses Lebensmittel ist eine zweijährige Pflanze, die zur Familie der Doldenblütler gehört.

2. Es ist grün und ziemlich struppig, wenn man nicht die glatte Version erwischt.

3. Es ist sehr nährstoffreich und für die Gesundheit oft wertvoller als die Speise, die sie dekoriert.

4. Der hohe Nährstoffgehalt mit Vitamin A und C, Magnesium und Kalzium macht es sogar zu einer Heilpflanze.

5. Es sorgt für einen frischen Atem, stärkt das Immunsystem und wirkt harntreibend und appetitanregend.

6. Dieses äußerst gesunde Lebensmittel ist eines der beliebtesten Küchenkräuter.

Antwort: Petersilie

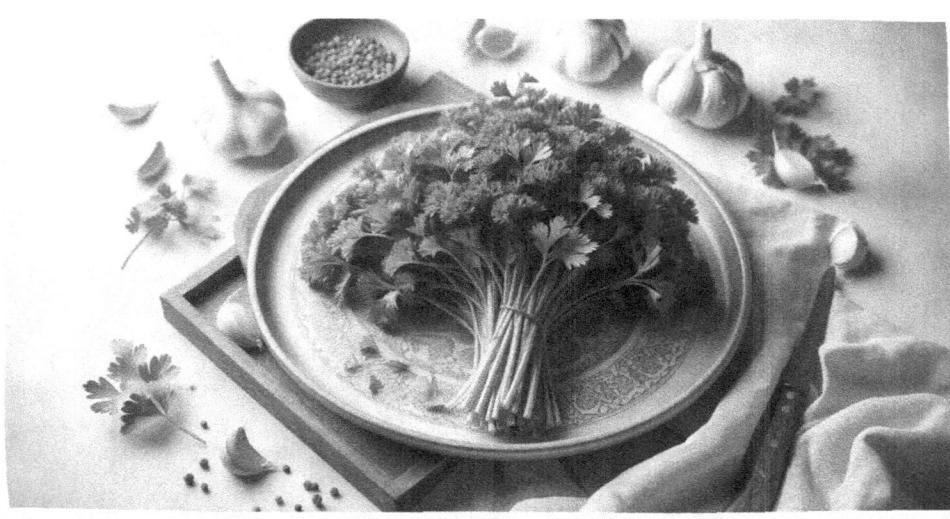

1. Gesucht wird eine cremige Suppe.

2. Ihr Geschmack ist mild und leicht nussig.

3. Die Suppe wird oft püriert, um eine samtige Konsistenz zu erreichen.

4. Gewürze wie Muskatnuss, Salz und Pfeffer werden hinzugefügt, um den Geschmack zu intensivieren.

5. Sie kann mit Sahne oder Milch verfeinert werden, um ihr zusätzliche Cremigkeit zu verleihen.

6. Die Suppe wird oft durch das Kochen von Blumenkohl mit Brühe, Zwiebeln und Gewürzen zubereitet.

Antwort: Blumenkohlsuppe

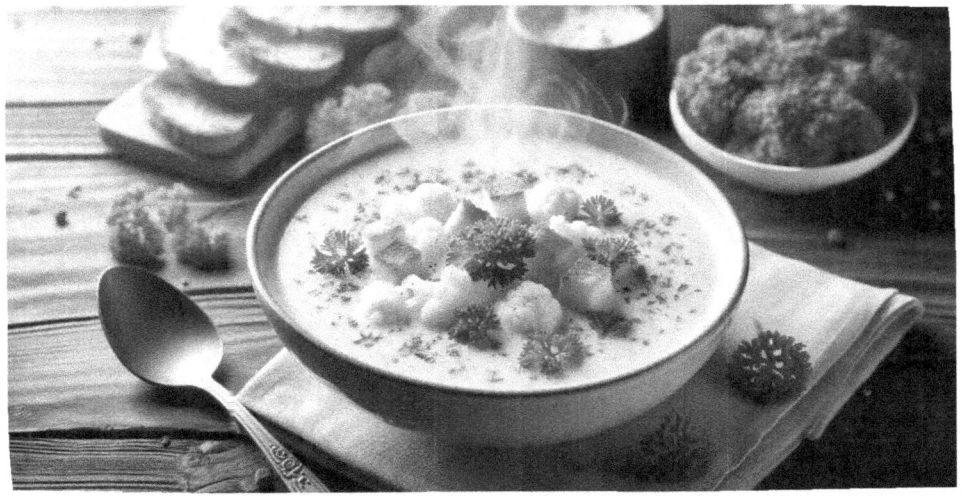

1. Dieses Gericht ist traditionell in vielen Küchen in Deutschland verbreitet.

2. Es kann warm oder kalt serviert werden.

3. Die Zubereitung kann variieren, aber häufig werden Zwiebeln, Gewürzgurken und frische Kräuter hinzugefügt.

4. Es ist einfach zuzubereiten und lässt sich gut im Voraus vorbereiten.

5. Gewürzt wird es oft mit Salz, Pfeffer, Senf und frischen Kräutern wie Petersilie oder Schnittlauch.

6. Das Dressing besteht aus einer Mischung aus Essig, Öl, Senf, Salz und Pfeffer.

7. Es besteht hauptsächlich aus gekochten Kartoffeln, die in Scheiben oder Würfel geschnitten werden.

Antwort: Kartoffelsalat

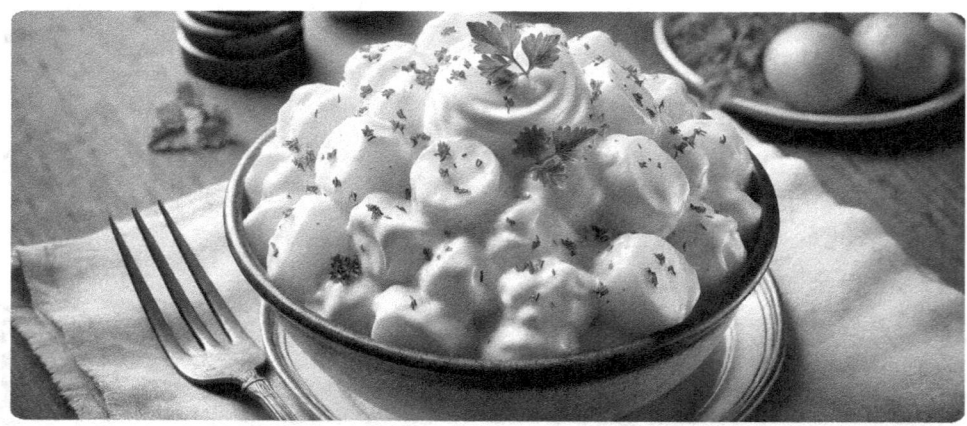

1. Der Kuchen wird im Backofen gebacken, bis er goldbraun und durchgebacken ist.

2. Oft wird er mit Puderzucker bestäubt oder mit einer Schokoladenglasur überzogen.

3. Er ist besonders saftig und hat eine angenehme Mischung aus süßem Vanille- und schokoladigem Geschmack.

4. Üblicherweise wird er in einer Kasten- oder Gugelhupfform gebacken.

5. Er besteht aus zwei verschiedenen Teigen – einem hellen Vanilleteig und einem dunklen Schokoladenteig.

6. Durch das Verwirbeln der Teige mit einer Gabel oder einem Löffel entsteht das typische Marmormuster.

Antwort: Marmorkuchen

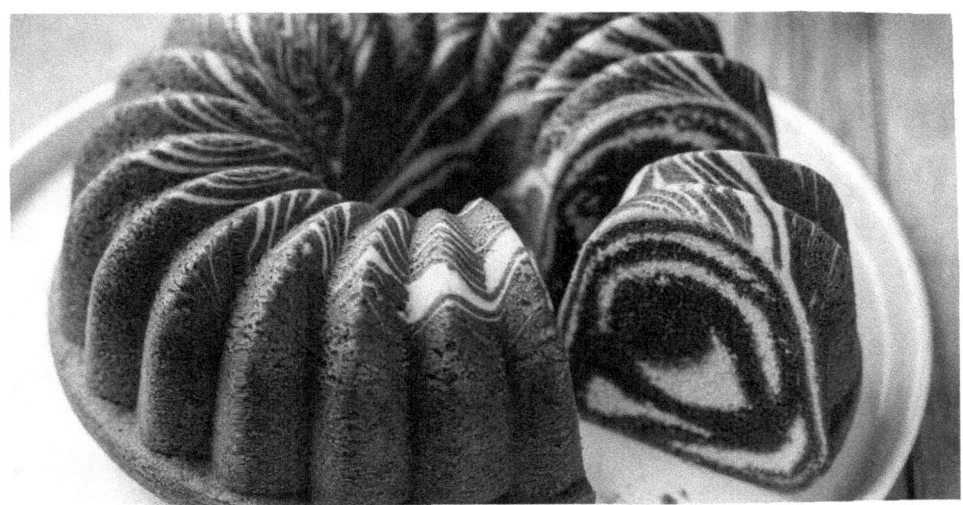

1. Das Gericht wird goldbraun und knusprig in einer Pfanne gebraten.

2. Es wird oft in deutschen Gasthäusern oder Restaurants angeboten.

3. Es wird häufig mit Kartoffeln, Pommes frites und einem frischen Salat serviert.

4. Die Hauptzutat wird typischerweise aus Schweine- oder Kalbfleisch zubereitet.

5. Bevor es in Mehl, Ei und Semmelbröseln gewendet wird, wird es mit einem Fleischhammer flachgeklopft.

6. Die Soße besteht aus frischen Pilzen, Zwiebeln, Brühe und Gewürzen.

7. Der Name des Gerichts kommt wahrscheinlich durch die im Wald wachsenden Pilze, also dem Revier des Jägers.

Antwort: Jägerschnitzel

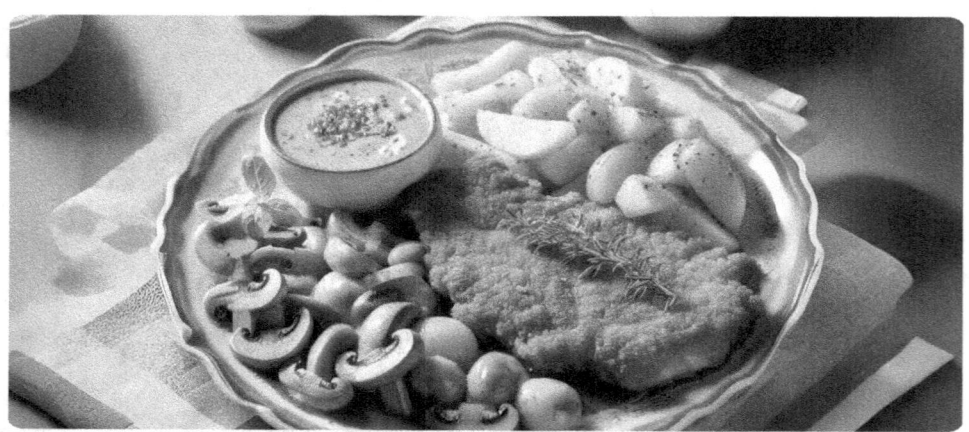

1. Dies ist ein einfacher, aber beliebter Kuchen.

2. Der Kuchen ist saftig und hat eine zarte Krume, die auf der Zunge zergeht.

3. Er besteht aus einem Rührteig, der aus Mehl, Zucker, Eiern, Butter und Backpulver hergestellt wird.

4. Häufig wird er in einer Kastenform oder Gugelhupfform gebacken.

5. Nach dem Abkühlen wird er mit Puderzucker bestäubt.

6. Durch die Zugabe von Vanille oder Zitronenschale kann sein Geschmack variiert werden.

7. Aufgrund seines Namens könnte man glauben, der Kuchen würde Sand enthalten.

Antwort: Sandkuchen

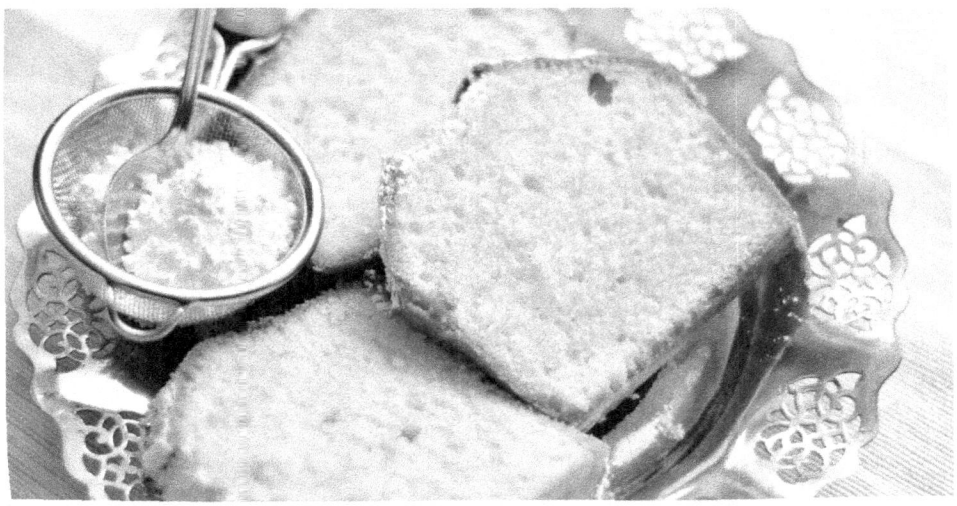

1. Dieses erfrischende Getränk ist besonders in den warmen Sommermonaten beliebt.

2. Die Früchte werden in Stücke oder Scheiben geschnitten und mit etwas Zucker oder Sirup mariniert.

3. Es wird gut gekühlt serviert und ist ein echter Hingucker aufgrund seiner leuchtend roten Farbe.

4. Die Basis besteht aus Weißwein oder Sekt, der mit Mineralwasser oder Limonade aufgefüllt wird.

5. Oft wird es in einer großen Bowleschale angerichtet und mit einer Kelle in Gläser gefüllt.

6. Die Hauptzutat sind frische Erdbeeren.

Antwort: Erdbeerbowle

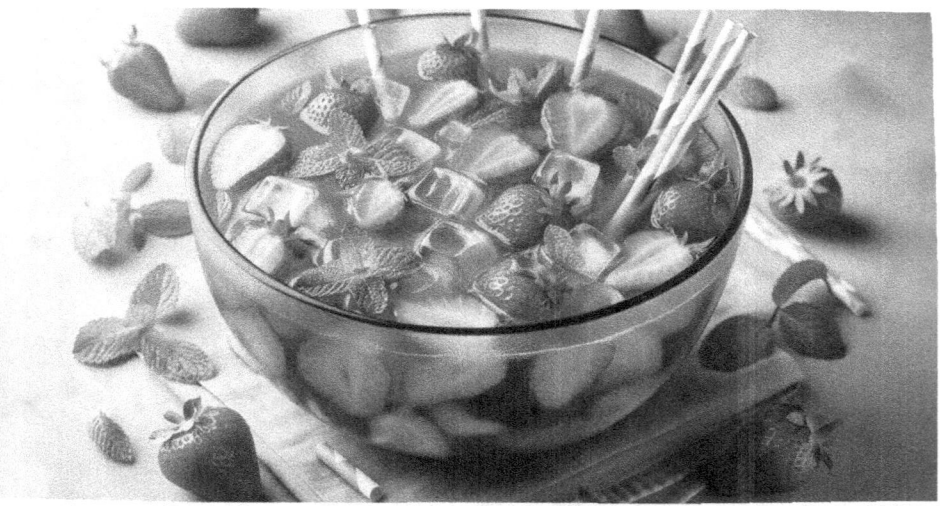

1. Diese beliebte Speise wird oft mit Zucker und Zimt verfeinert.

2. Sie kann warm oder kalt serviert werden.

3. Je nach Vorliebe kann sie dickflüssig oder etwas flüssiger zubereitet werden.

4. Häufig wird sie als Dessert oder Frühstücksbeilage genossen, manchmal mit Joghurt oder Pudding kombiniert.

5. Das Kochen sorgt dafür, dass das Obst weich wird und eine zähflüssige Konsistenz erhält.

6. Sie lässt sich gut aufbewahren und kann in Gläsern eingekocht werden, um sie länger haltbar zu machen.

7. Sie ist eine gute Möglichkeit, Äpfel zu verwerten, besonders wenn sie überreif sind.

Antwort: Apfelkompott

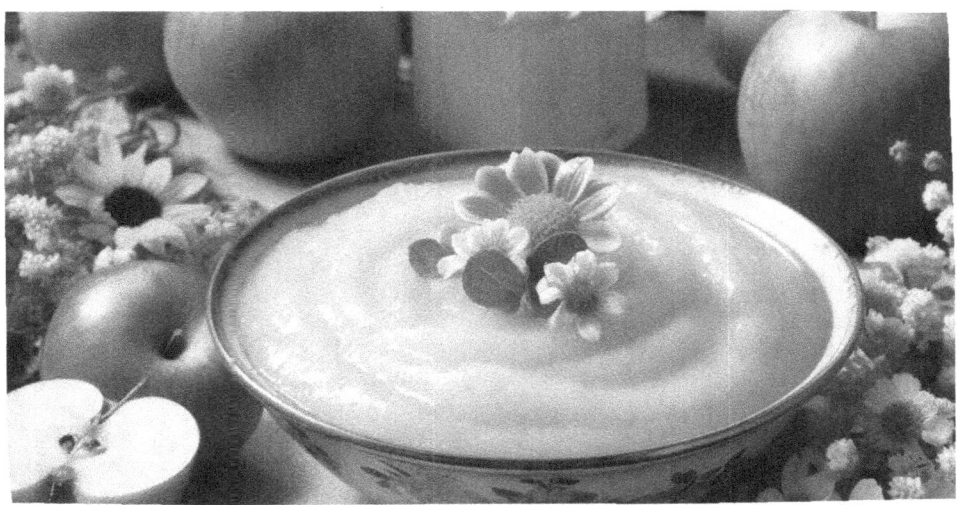

1. Gesucht wird ein Gericht, das besonders in den 1950er und 1960er Jahren populär war.

2. Es ist ein Beispiel für die Experimentierfreude der Nachkriegszeit, als exotische Zutaten zunehmend Einzug in die deutsche Küche hielten.

3. Manchmal wird es mit einer Cocktailkirsche garniert, um das exotische Flair zu unterstreichen.

4. Es wird im Backofen oder unter dem Grill erhitzt, bis der Käse geschmolzen ist.

5. Eine Scheibe Toastbrot wird mit Kochschinken, Ananas und Käse belegt.

6. Obwohl man meinen könnte, dieses Gericht käme von einer Hawaiianischen Insel, ist dieses exotische Toast eine deutsche Erfindung.

Antwort: Toast Hawaii

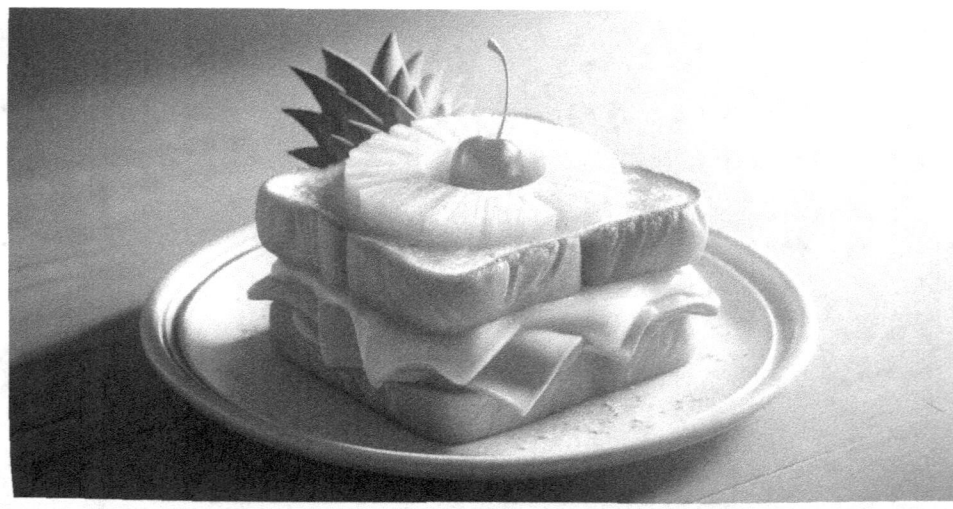

1. Dieses Gericht ist reich an Vitaminen und Ballaststoffen.

2. Es kann ein ge Zeit im Kühlschrank aufbewahrt werden, ohne seinen Geschmack zu verlieren.

3. Die Hauptzutat wird meistens roh verwendet und fein gerieben.

4. Oft wird es mit einem Dressing aus Zitronensaft oder Essig, Öl und Gewürzen wie Salz und Pfeffer zubereitet.

5. Zusätzliche Zutaten können Äpfel, Nüsse, Rosinen oder frische Kräuter sein.

6. Durch die natürliche Süße kann der Salat sowohl süße als auch herzhafte Geschmacksnoten aufweisen.

Antwort: Möhrensalat

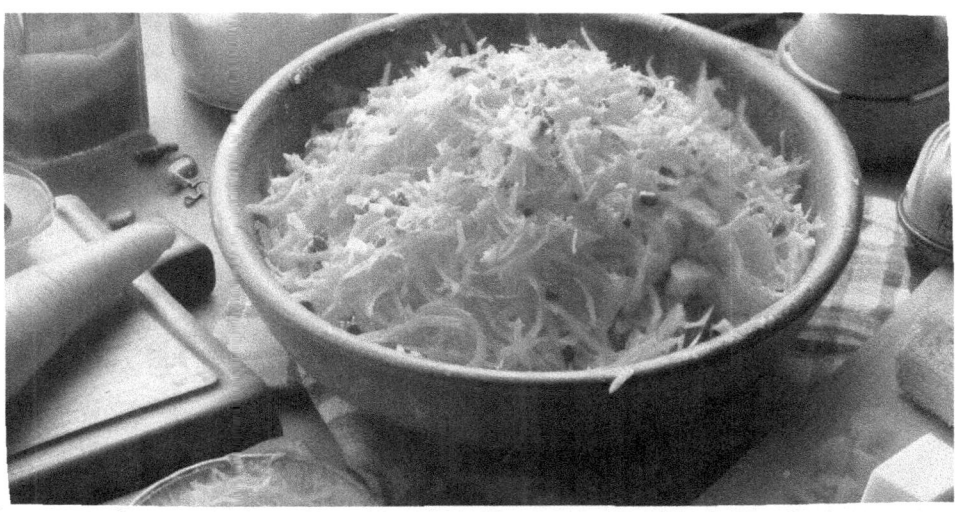

1. Dieses Gericht kann man selbst zubereiten oder als Fertigprodukt im Supermarkt kaufen.

2. Die Zubereitung erfolgt durch Erhitzen der Zutaten unter ständigem Rühren.

3. Sein Geschmack ist süß und seine Textur cremig.

4. In einigen Rezepten wird diese Leckerei auch als Füllung für Kuchen, Torten oder Gebäck verwendet.

5. Nach dem Abkühlen wird es als Dessert kalt serviert und kann mit Sahne, Früchten oder Schokoladenraspeln garniert werden.

6. Das Dessert ist insbesondere bei Schokoladenliebhabern beliebt.

Antwort: Schokoladenpudding

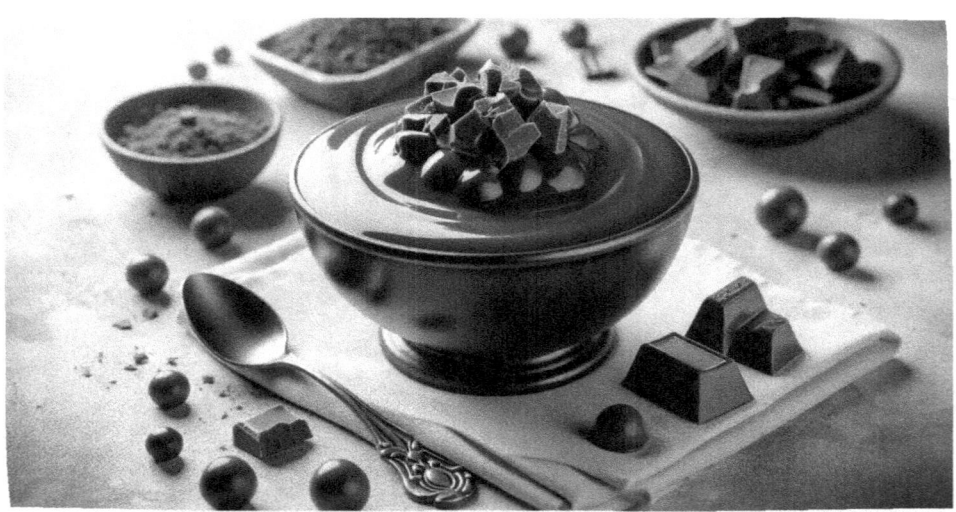

1. Bei diesem Gericht geht es um junges Gemüse.

2. Das Gericht ist perfekt, um die ersten frischen Gemüse-sorten des Jahres zu genießen und den Körper nach dem Winter mit Vitaminen zu versorgen.

3. Es eignet sich auch perfekt für die Resteverwertung.

4. Typische Zutaten sind Erbsen, Möhren, Kartoffeln und Lauch.

5. Es wird gerne mit frischen Kräutern wie Petersilie oder Schnittlauch garniert.

6. Häufig wird es mit einer klaren Brühe oder Gemüsebrühe zubereitet.

7. Diese Suppe ist besonders in der Frühlingszeit beliebt.

Antwort: Frühlingssuppe

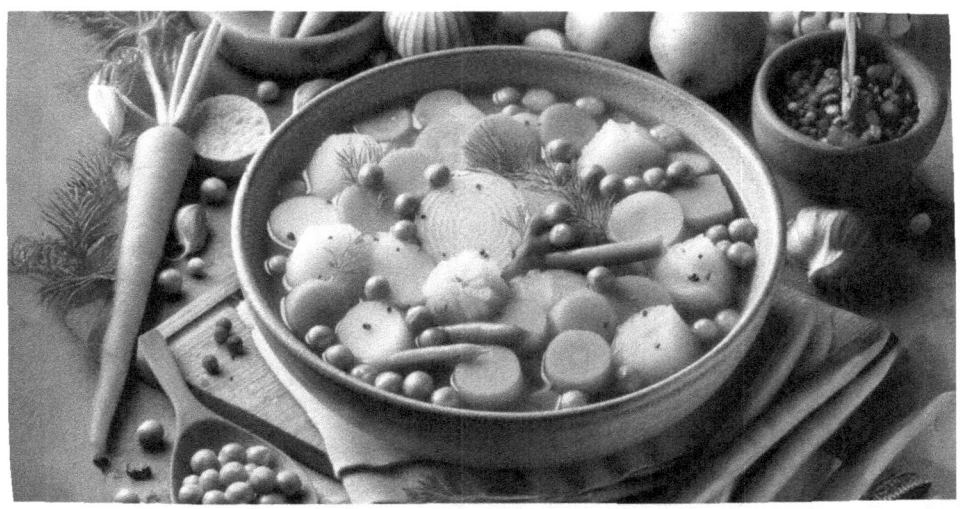

1. Die Speise ist einfach zuzubereiten und benötigt nur wenige Zutaten.

2. Sie kann warm oder kalt serviert werden.

3. Sie wird langsam gekocht, bis sie eine cremige Konsistenz erreicht.

4. Je nach Geschmack wird sie mit Früchten, Kompott oder Sahne verfeinert.

5. Sie eignet sich als Nachspeise oder süßes Frühstück und ist besonders bei Kindern beliebt.

6. Nach dem Kochen wird sie in Schalen serviert und mit Zimt und Zucker bestreut.

7. Die Hauptzutaten sind Rundkornreis und Milch.

Antwort: Milchreis

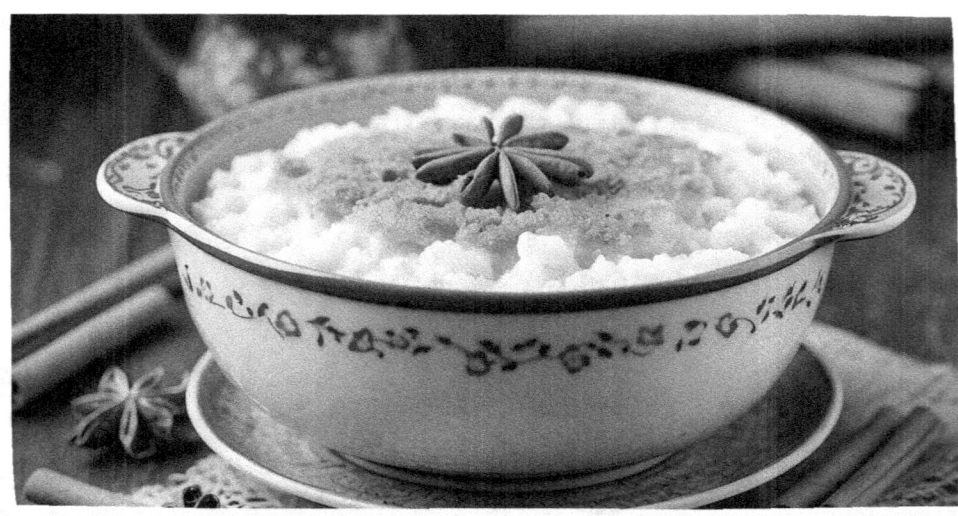

1. Die Herstel ung von diesem Getränk unterliegt strengen gesetzlichen Regeln.

2. Die Qualitä: dieses Getränks reicht von einfachen bis hin zu hochwertig=n Sorten.

3. Es entsteht durch eine zweite Gärung, die dem Getränk Kohlensäure verleiht.

4. Es kann mit Früchten oder Saft verfeinert werden.

5. Meistens wird es in eleganten Gläsern serviert.

6. Das Getränk kann trocken, halbtrocken oder süß sein, je nach Zuckergehalt.

7. In Deutschland wird es oft aus Rebsorten wie Riesling, Pinot Blanc oder Chardonnay hergestellt.

8. Es wird häu¯ig bei festlichen Anlässen, Feiern und beson- deren Ereignissen serviert.

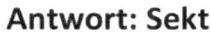

Antwort: Sekt

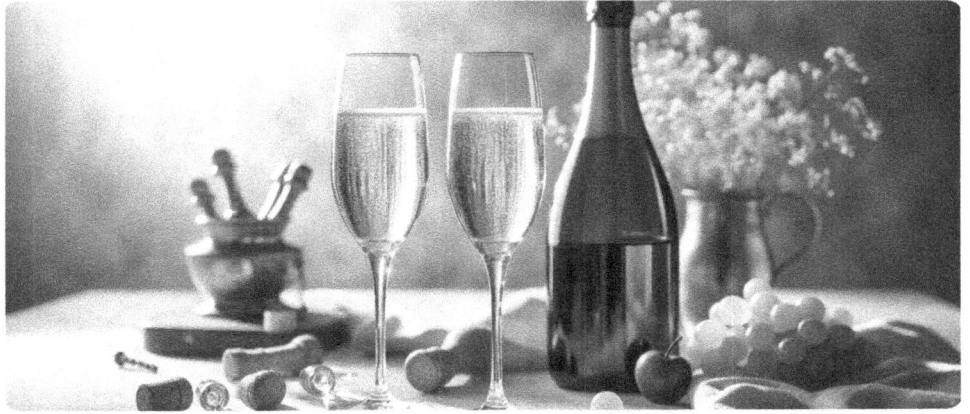

1. Diese Speise ist ein traditionelles deutsches Fleischgericht.

2. Gewürzt wird sie mit Zwiebeln, Senf, Gewürzen und manchmal auch mit eingeweichten Brötchen, um sie saftiger zu machen.

3. Sie wird im Ofen gebacken und erhält dadurch eine knusprige Kruste.

4. Sie wird aus gemischtem Hackfleisch von Rind und Schwein zubereitet.

5. Oft wird in der Mitte des Hackbratens ein hartgekochtes Ei eingelegt, was beim Anschneiden für eine Überraschung sorgt.

6. Der Name dieses Gerichts ist irreführend, da es keinen Hasen enthält.

7. Der Name für dieses Gericht stammt aus Zeiten, in denen echter Hasenbraten selten war und man auf Alternativen zurückgriff.

Antwort: Falscher Hase

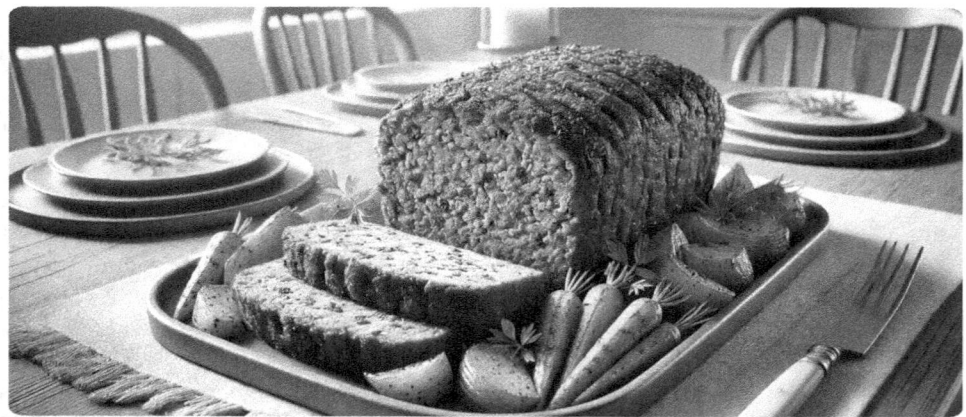

1. Diese Nascherei ist einfach zuzubereiten.

2. Weil sie keine Backzeit erfordert, ist sie bei ungeduldigen Naschkatzen beliebt.

3. Sie besteht aus zerbröselten Keksen oder Biskuit, Kakaopulver, Zucker und Rum.

4. Sie wird oft zur Weihnachtszeit zubereitet, aber auch zu besonderen Anlässen.

5. Wenn man sie nicht selbst zubereiten möchte, kann man sie in Pralinen- und Süßwarenregalen finden.

6. Zum Abschluss werden die Kugeln in Schokoladenstreuseln oder Kokosraspeln gewälzt.

7. Typisch ist das Aroma des Rums, der den Kugeln ihren intensiven Geschmack verleiht.

Antwort: Rumkugeln

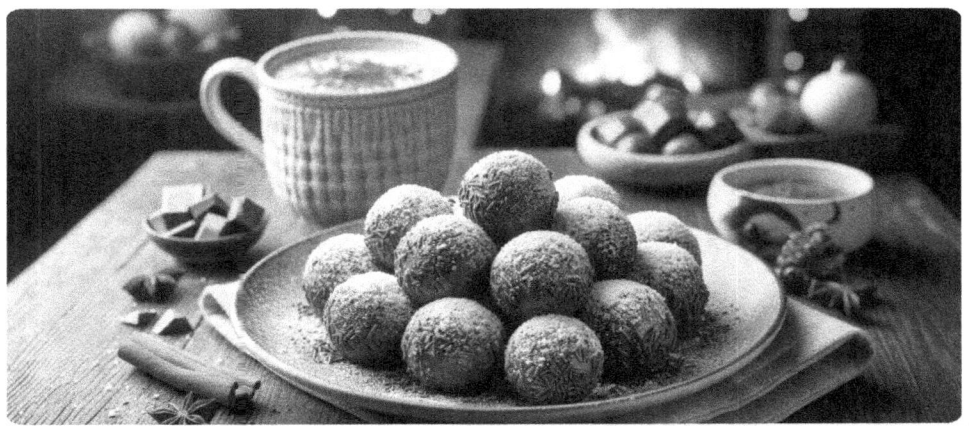

1. Dieses Gericht lässt sich je nach Saison und Vorlieben leicht anpassen.

2. Es ist einfach zuzubereiten und kann im Voraus gemacht werden.

3. Es ist ein beliebtes Gericht für gesellige Anlässe.

4. Typische Zutaten sind Gemüse wie Paprika, Gurken, Zwiebeln und Erbsen, sowie manchmal auch Schinken oder Käse.

5. Es wird häufig bei Grillpartys, Buffets und Picknicks serviert.

6. Das Dressing kann aus Olivenöl, Essig, Senf, Mayonnaise oder einer Kombination dieser Zutaten bestehen.

7. Die Hauptzutat gibt es in verschiedenen Formen wie Spiralen, Penne oder Fusilli.

Antwort: Nudelsalat

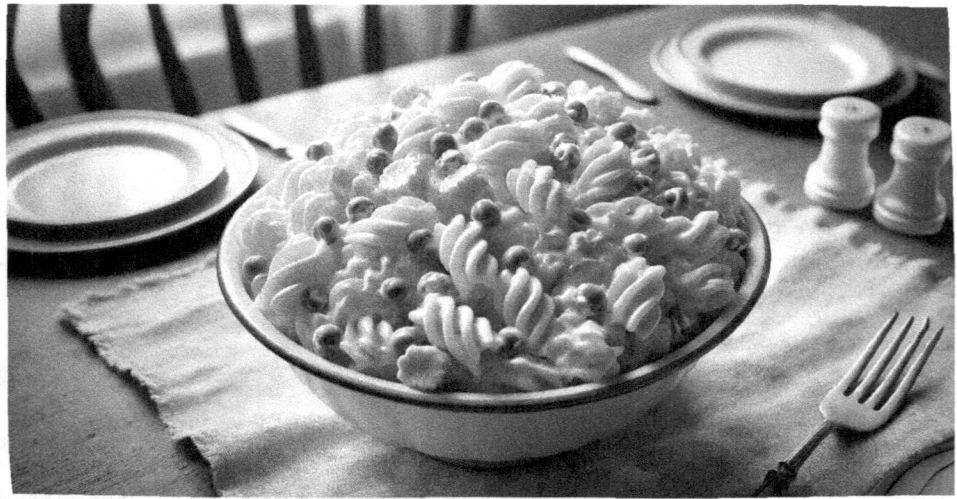

1. Das Gericht wird typischerweise in einer länglichen Form zubereitet.

2. Die äußere Schicht wird paniert, um beim Frittieren oder Backen eine goldbraune, knusprige Kruste zu erhalten.

3. Es besteht aus einer Mischung aus pürierten Kartoffeln, Mehl und Gewürzen.

4. Es kann mit verschiedenen Füllungen zubereitet werden, darunter Käse, Gemüse oder Fleisch.

5. Die Kombination aus der knusprigen Außenschicht und der weichen Innenseite macht es zu einem beliebten Genuss.

6. Es wird häufig als Beilage zu Fleischgerichten, Fisch oder Gemüse serviert.

Antwort: Kroketten

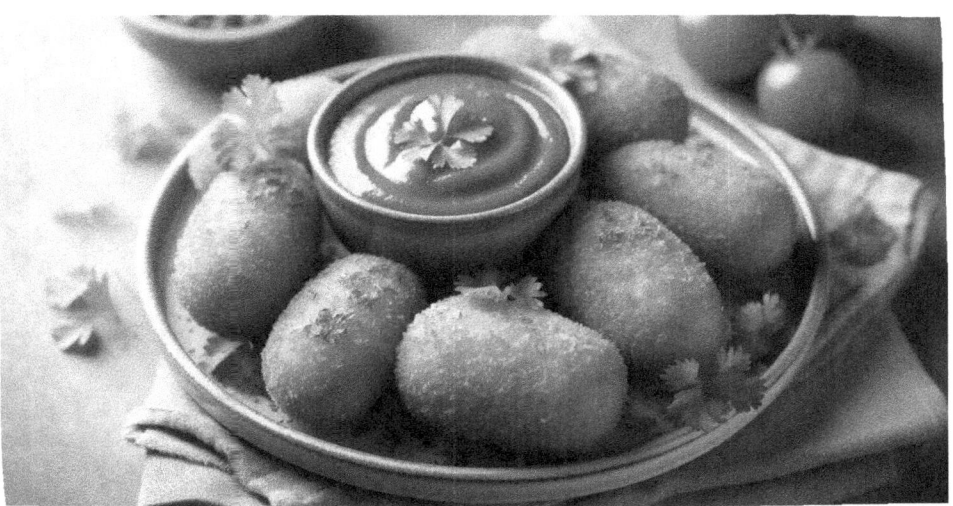

1. Gesucht wird ein traditionelles deutsches Gebäck.

2. Es wird in rechteckigen oder runden Backformen zubereitet.

3. Die Basis bildet ein Hefeteig oder Rührteig.

4. Manchmal wird es mit Obst wie Äpfeln, Kirschen oder Pflaumen belegt.

5. Die trockene Variante ohne Obst ist oft ein typischer Beerdigungskuchen.

6. Seine Streusel werden aus Mehl, Butter und Zucker herge-stellt.

7. Die Streusel geben dem Kuchen seine typische Krümel-struktur.

Antwort: Streuselkuchen

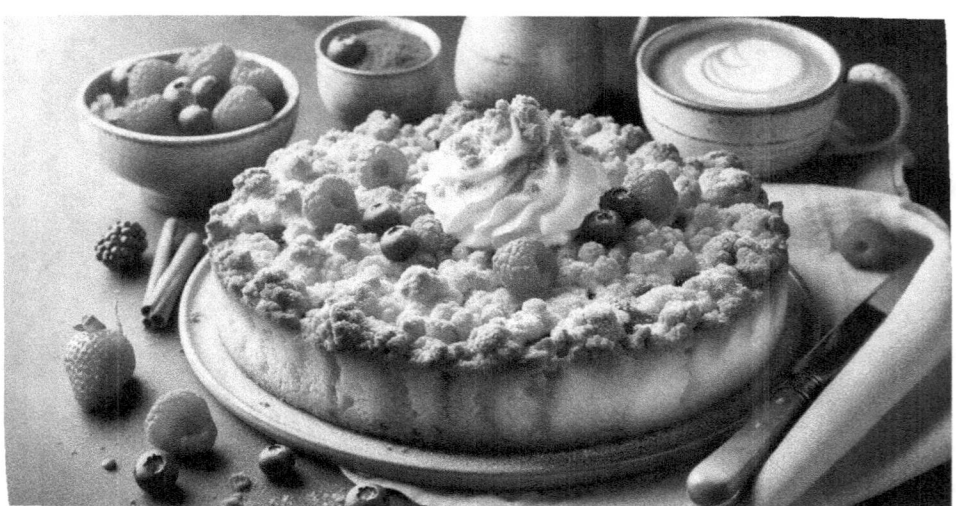

1. Dieses Gericht ist nahrhaft und herzhaft.

2. Es ist einfach zuzubereiten und lässt sich gut im Voraus kochen und aufbewahren.

3. Beliebte Zutaten sind Möhren, Sellerie und Zwiebeln.

4. Häufig werden auch Kartoffeln hinzugefügt, um das Gericht noch sättigender zu machen.

5. Oft werden Gewürze wie Lorbeerblätter, Thymian, Kreuzkümmel oder Pfeffer hinzugefügt.

6. Es wird je nach Vorliebe mit Speck oder Würstchen ergänzt.

7. Die Hauptzutat sind Linsen.

Antwort: Linsensuppe

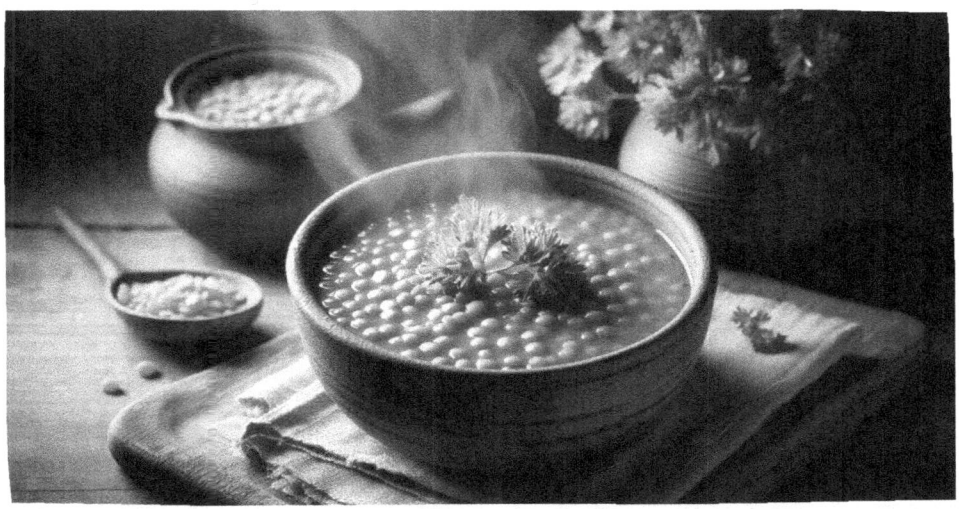

1. Diese Flüssigkeit findet auch Verwendung beim Kochen und Backen.

2. Sie hat eine goldgelbe bis bernsteinfarbene Farbe.

3. Je nach Sorte kann sie süßlich oder leicht säuerlich schmecken.

4. Man kann wählen zwischen einer klaren oder einer natur-trüben Sorte, die noch Fruchtfleischpartikel enthält.

5. Sie wird pur oder als Schorle mit Mineralwasser gemischt getrunken.

6. Dieses beliebte Getränk wird zum Frühstück oder als Snack gereicht.

7. Die Herstellung erfolgt durch das Pressen reifer Äpfel.

Antwort: Apfelsaft

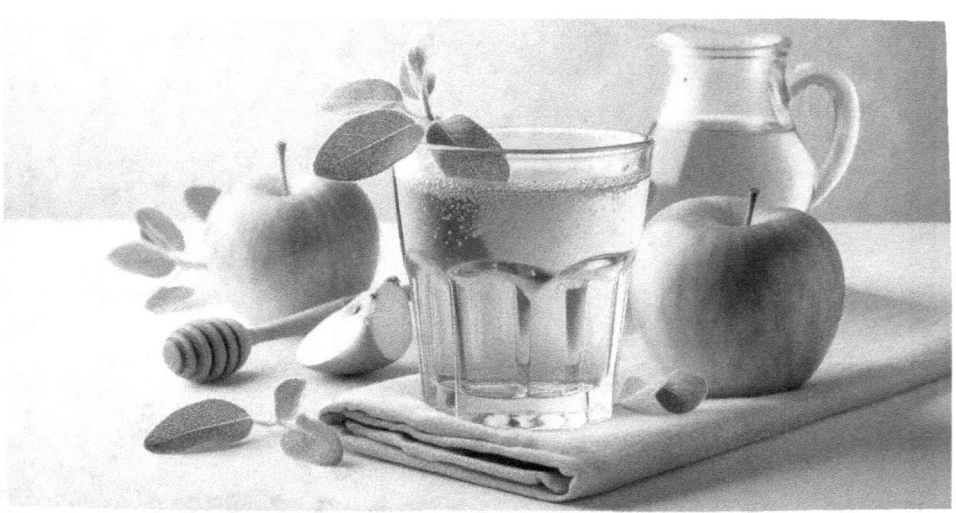

1. Dies ist ein traditionelles Gericht aus der deutschen Küche.

2. Das Gericht ist herzhaft und sättigend, ideal für ein Familienessen oder besondere Anlässe.

3. Es wird häufig mit Kartoffeln oder Reis serviert.

4. Die Sauce ist ein wichtiger Bestandteil des Gerichts und verleiht ihm seinen typischen Geschmack.

5. Die cremige weiße Sauce wird oft mit Kapern verfeinert.

6. Die Fleischbällchen werden in einer aromatischen Brühe gekocht.

7. Es hat seinen Ursprung in der Stadt Königsberg.

Antwort: Königsberger Klopse

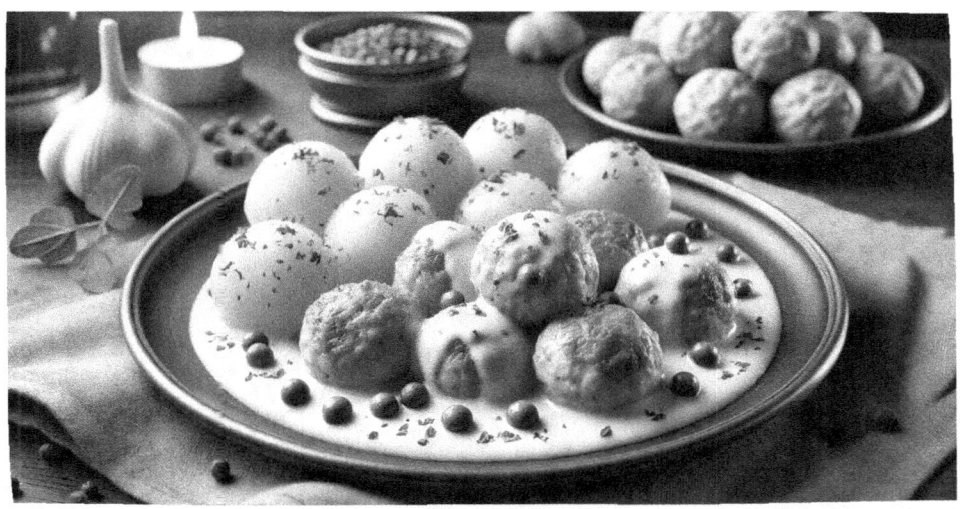

1. Die eigene Herstellung von diesem Lebensmittel ist in vielen Haushalten eine beliebte Tradition.

2. Im Sommer zur Erntezeit ist Hochsaison.

3. Die Zutaten werden gekocht, bis die Mischung dick wird und eine streichfähige Konsistenz erreicht.

4. In Gläsern eingekocht ist das Lebensmittel länger haltbar.

5. Diese Leckerei kann auch als Füllung für Gebäck, Kuchen oder Desserts verwendet werden.

6. Besonders beliebt sind die leuchtend rote Farbe und der intensive fruchtige Geschmack.

7. Ein Frühstück ohne diesen süßen Brotaufstrich ist für viele Menschen unvorstellbar.

Antwort: Erdbeermarmelade

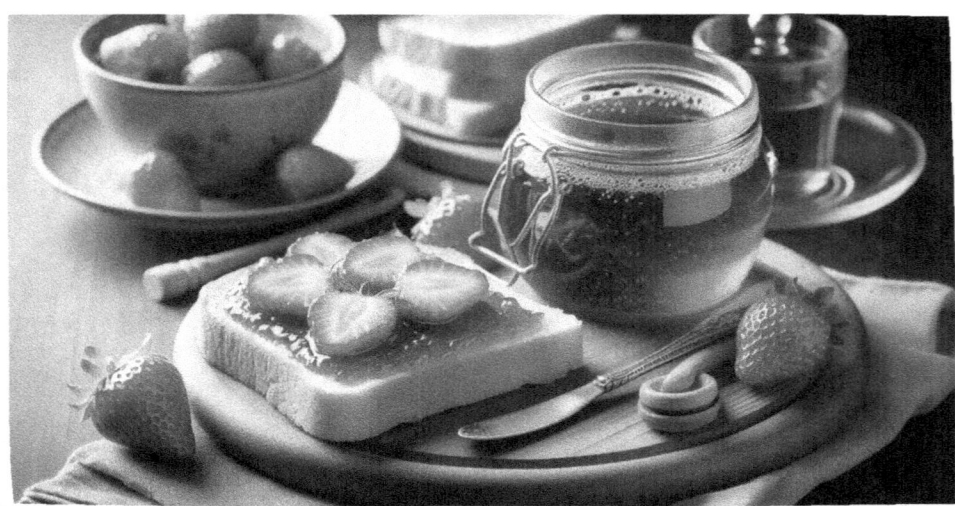

Seniorenbeschäftigung - Rätsel

Umschreibung Gegenstände
Wie heißt der gesuchte Gegenstand?

Band 1

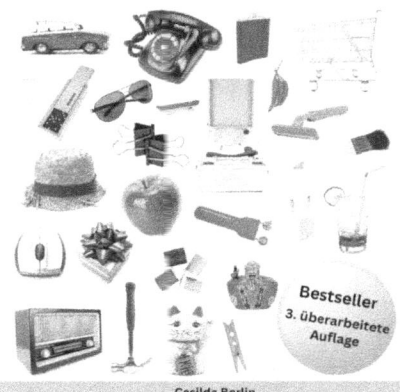

Bestseller
3. überarbeitete
Auflage

Casilda Berlin

ISBN-13: 978-1978430990

Sitzgymnastik bei Polyneuropathie

60 Übungen
mit und ohne Geräten und Alltagsgegenständen

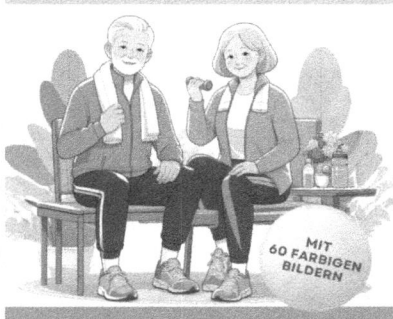

MIT
60 FARBIGEN
BILDERN

Vera Enzian

ISBN-13: 978-3987481789

Sitzgymnastik bei Parkinson

60 Übungen
mit und ohne Geräten und Alltagsgegenständen

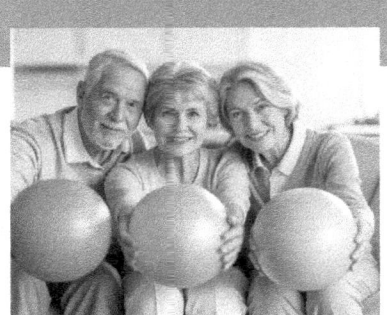

Rosi Valerius

ISBN-13: 978-3987480591

Seniorenbeschäftigung - Rätsel

Umschreibung
Stadt Land Fluss Tier Name Beruf

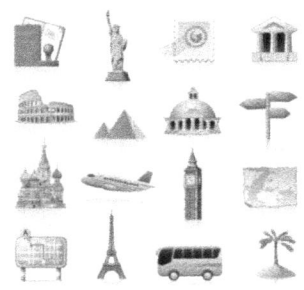

Casilda Berlin

ISBN-13: 979-8393327644

Wichtige Hinweise

Bildnachweise:

Titelbild - © Skylines/shutterstock.com
Lakritz -- © Scisetti Alfio/shutterstock.com
Knäckebrot - © hacohob/shutterstock.com
Spiegelei - © Africa Studio/shutterstock.com
Schnaps - © NinaMalyna/shutterstock.com
Frankfurter Kranz - © MariaKovaleva/shutterstock.com
Sauerbraten - © Bernd Juergens/shutterstock.com
Gummibärchen - © Brent Hofacker/shutterstock.com
Bienenstich - © Robyn Mackenzie/shutterstock.com
Eierlikör - © ziashusha/shutterstock.com
Schwarzwälder Kirschtorte - © TanaCh/shutterstock.com
Buchstabensuppe - © Kanea/fotolia.com
Rollbraten - © svariophoto/shutterstock.com
Kalter Hund - © vsnyder88/shutterstock.com
Wackelpudding - © HandmadePictures/shutterstock.com
Obstsalat - © Vera-Prokhorova/shutterstock.com

3. Auflage 2024
Herausgeber und Copyright©:
Nesterenko Verlag UG
Klausenstr. 20
59759 Arnsberg

E-Mail: social@heilkraft-ernaehrung.de
www.heilkraft-ernaehrung.de
www.casilda-berlin.de

www.ingramcontent.com/pod-product-compliance
Lightning Source LLC
Chambersburg PA
CBHW071227220526
45468CB00002B/763